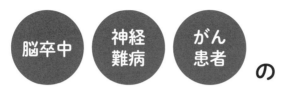

脳卒中　神経難病　がん患者　の

「言葉をつくる・声を出す」を助ける！

コミュニケーションサポートブック

川上 途行　和田 彩子　岡 阿沙子　編

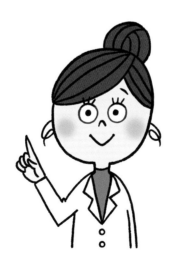

医歯薬出版株式会社

〈執筆者一覧〉
●編集

川上 途行（かわかみ みちゆき）（慶應義塾大学医学部リハビリテーション医学教室　医師）

和田 彩子（わだ あやこ）（国立病院機構東埼玉病院リハビリテーション科，慶應義塾大学医学部リハビリテーション医学教室　医師）

岡 阿沙子（おか あさこ）（国立病院機構埼玉病院リハビリテーション科，静岡県立静岡がんセンターリハビリテーション科　医師）

●執筆（執筆順）

川上 途行（かわかみ みちゆき）（編集に同じ）

和田 彩子（わだ あやこ）（編集に同じ）

岡 阿沙子（おか あさこ）（編集に同じ）

田沼 明（たぬま あきら）（順天堂大学医学部附属静岡病院リハビリテーション科　医師）

安西 敦子（あんざい あつこ）（仙台リハビリテーション病院，東京都リハビリテーション病院　医師）

森 直樹（もり なおき）（東京湾岸リハビリテーション病院　医師）

山田 祐歌（やまだ ゆうか）（慶應義塾大学医学部リハビリテーション医学教室　医師）

梶 兼太郎（かじ けんたろう）（国立病院機構東埼玉病院リハビリテーション科　医師）

土方奈奈子（ひじかた ななこ）（東京湾岸リハビリテーション病院　医師）

勝沢 香織（かつざわ かおり）（国立病院機構東埼玉病院リハビリテーション科　作業療法士）

吉川 智仁（よしかわ ともひと）（国立病院機構東埼玉病院リハビリテーション科　作業療法士）

太樂 幸貴（たいらく こうき）（国立病院機構千葉医療センターリハビリテーション科　作業療法士）

三橋 里子（みはし さとこ）（国立病院機構東京医療センターリハビリテーション科　作業療法士，国立精神・神経医療研究センター　研究生）

池澤 真紀（いけざわ まき）（国立病院機構東埼玉病院リハビリテーション科　言語聴覚士）

安藤 牧子（あんどう まきこ）（慶應義塾大学病院リハビリテーション科　言語聴覚士）

千葉 康弘（ちば やすひろ）（国立病院機構東埼玉病院リハビリテーション科　言語聴覚士）

神田 亨（かんだ とおる）（静岡県立静岡がんセンター　リハビリテーション科　言語聴覚士）

春山幸志郎（はるやまこうしろう）（順天堂大学保健医療学部理学療法学科　理学療法士）

春山 美穂（はるやま みほ）（南埼玉郡市在宅医療サポートセンター　看護師）

序

　患者さんの生活に「コミュニケーションの困難さ」はどのような影響を与えるのか，これは非常に重要なことですが，意外と見過ごされていることが多いものです．生活を大きく変えるだろうことは想像がつくのですが，実際にはどうでしょうか．

　まず第一に，患者さんの生活が不便になるということがあげられます．ある簡単なこと，たとえば「あのカバン，どこにしまったんだっけ？」と尋ねたくても，声が出なければそれを伝えるのには時間がかかります．そのような繰り返しは，患者さんにとってはもちろん大きなストレスになりますし，周りの家族もこれまでとは違う負担を感じられるかもしれません．

　さらに，繰り返される不便さから，患者さんがコミュニケーションをとることを諦めるようになってしまうことがあります．「伝わらないことがもどかしい」，「聞き返されるのが怖い」…．そうなってしまうと，もともと周りの方とお話しすることが好きだった方も，自分の思っていることを伝えようとしなくなり，自分の殻に閉じこもるようになってしまいがちです．

　これらの影響は，患者さん本人と同様に，周りのご家族にも起こります．当然のようにできていた互いの「意思疎通」ができなくなることで，ご家族にも不安や焦り，葛藤などが起こりえるのです．

　このように，コミュニケーションの困難さは患者さんや取り巻く環境に大きな影響がありますが，医療者も患者さん自身もその重要さや重大さを認識できていないことがあります．そこで，本書では，その問題に正面から取り組むことにしました．

　これまでの成書では，疾患別の構音障害について扱うことが多く，各論になりがちでしたが，本書はコミュニケーション能力の捉え方を広く身に付けることを目指し，総論も重視しています．つまり，コミュニケーションがとりにくい患者さんに出会ったときに，どのように考え，どう対応するべきか，自信をもてるようにとの目的で企画されました．医療者をはじめ，ケアスタッフ，ご家族など患者さんを支えるすべての方を対象にしており，コミュニケーションを構成する因子の基礎をおさえ，どんな患者さんを目の前にしても対応できる，各専門家へつなぐ・相談できる内容としています．

　読者の皆様の臨床や生活に明日からお役立ていただけたら幸いです．

2020 年 11 月

川上途行

目次

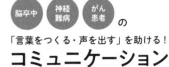

脳卒中　神経難病　がん患者 の
「言葉をつくる・声を出す」を助ける！
コミュニケーション
サポートブック

📎 **Column**

序　章

● コミュニケーションという能力

意思疎通（コミュニケーション）を行うことは，我々が生活していくうえで必要不可欠です．そして，「あの人はコミュニケーション能力が高い」などと一般的に言われるように，それはある種の能力であることはよく知られています．逆に，最近では「コミュ障」なんていう言われ方もしますが，これはどちらかと言うと，「引っ込み思案で，人とのかかわりが苦手」という意味で使われることが多いようです．

「コミュニケーション能力」というと，人とのかかわり方への意欲のように聞こえますが，医療の世界ではもっと大きく捉える必要があります．たとえば，なんらかの病気で声が出せなくなることがあります．そうすると，コミュニケーションの形は大きく変わります．患者さんはジェスチャーや筆談，機器を使って意思を伝えようとしますし，受け取る側も「言葉を聞く」コミュニケーションからやり方を変えることになります．

詳しくは，第1章「コミュニケーションの成り立ち」でふれられますが，「声を出すこと」だけでなく，「物の名前がわかる」，「言葉をつくる」など，コミュニケーションの基礎となる能力が，さまざまな病気により難しくなることがあります．

このため，私たちは「コミュニケーション能力」という言葉を狭い範囲で捉えずに，想像力をもって大きくイメージするべきでしょう．コミュニケーションが制限されることは，社会のなかで他者とのかかわりをもつことが難しくなるということです．患者さんの尊厳にもかかわる重要な問題として認識する必要があります．

● コミュニケーション障害を呈する疾患の多様性

コミュニケーション障害に取り組むためのハードルの一つが，その多様性です．コミュニケーションを難しくしている理由もさまざまであれば，その原因となる疾患もまたさまざまです．しかし，もしそのことを知らないと，患者さんへの対応はとても画一的なものになってしまい，往々にしてうまくいきません．

本書では，コミュニケーション障害がどのような理由で起こるのか，どの器官がうまく働かなくなると症状を引き起こすのかなどを説明するとともに，脳卒中，神経難

病，がんというコミュニケーション障害を呈する代表的な 3 つの疾患群について説明しています．疾患の重症度や進行度によってもコミュニケーション障害の程度は変わってくるため，患者さんの今の症状を常に見極める必要はありますが，本書の内容から個別のプランが立てやすくするはずです．

● 医療者がコミュニケーション障害に向き合うということ

　患者さんやその周りの方たちがコミュニケーションに関係することで困っている場面で，医療者は積極的にそこにかかわる必要があります．前述のとおり，コミュニケーションは患者さんや周りの方にとってとても重大な問題です．コミュニケーション障害に適切に対処するためには，病気の知識や現在のコミュニケーション状態の把握が必要不可欠であり，医師，看護師，言語聴覚士，作業療法士，ソーシャルワーカーなど，それぞれが専門性をいかし，役割を果たすことで，患者さんのコミュニケーション障害に向き合っていくことができるのです．

　患者さんは多くの場合，コミュニケーションの困難さを抱えていますが，その原因や症状の重さ，対処の仕方までは知りません．医療者が，患者さんやその周りの方に正しい情報を提供することは，患者さんの不安を軽くするための第一歩になります．そこから，患者さんだけでなく周りの方と相談しながら対策を進めていきますが，その輪の中に医療者が入っていることが，患者さんが障害と向き合う方向性を定めやすくなります．

　コミュニケーションは何かを伝えるための単なる手段ではなく，その人と周りのかかわり方，つまり社会参加のツールです．ここを支え，より良い方向に導くことは，患者さんの生活に豊かさを取り戻すためにとても重要であると言えます．医療者にとっては頻繁に直面する問題でもあるため，正しい知識をもって取り組むことが望まれます．

（川上途行）

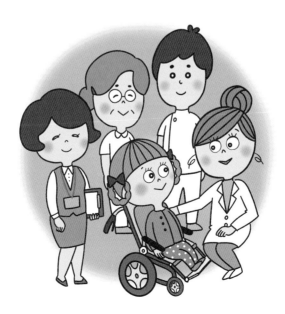

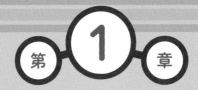

コミュニケーションの成り立ち

コミュニケーションに必要な意思を発するまでの過程は，イラストのピラミッドのように，①「感じる，思う」（意思や思考の整理）の土台の上に，②「言葉をつくる」（言語の生成），③「声を出す」（構音・発声）がのって成り立ちます．

この積み重ねがあって初めて言葉は表出されますが，ピラミッド①～③のいずれかが障害されたとき，コミュニケーション障害をきたすと捉えることができます．

本書では，このピラミッドをもとに話を進めていきます．

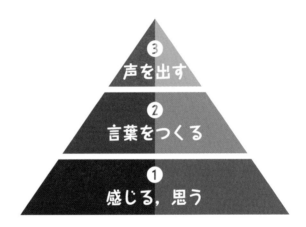

コミュニケーションを構成するもの

言葉を発する要素とその過程

❶ 感じる，思う（意思や思考の整理）

言葉を発する前に，「何を伝えたいか」の情報を整理しながら，表現したい感情や意見をまとめる過程には，意識，知能，神経発達，認知機能の要素が大きく影響します．

1) **意識**：覚醒，運動反応（外界からの刺激に対する顔面や手足の反応の度合い），意識内容からなります．

2) **知能**：新しい環境に適応できる力，物事を計画的に順序立てて行える力（遂行能力），学習能力，これまでに培ってきた知識量など，精神機能の全体を指します．

3) **神経発達**：いわゆる健常児・健常者の発達パターンを定型発達とした場合，神経学上の発達に偏りや不均衡がみられる場合を非定型発達といいます．発達の遅れと偏り，歪みがそれぞれの程度で併存している状態です．

4) **認知機能**：精神活動全般を指し，記憶・知覚・認識・注意・行動計画・思考・決断・遂行・言語など，さまざまな要素から構成されます．

❷ 言葉をつくる（言語の生成）

言語機能とは，言葉を思い浮かべてから，それを適切に選択・組み立てて意思を表出すること，また表現された内容を理解する働きをいいます．

耳で聞きとる ➡ 理解する ➡ 意思をまとめる ➡ 言葉を思い浮かべる ➡ 表出する

これが言葉を理解し，つくり出す過程となります．脳の局所に中枢が存在してこれらを司ります．

❸ 声を出す（構音・発声）

構音とは，音声・言語音を生成する過程で，**気流操作**（声道の形を変化させて呼気流の特徴をつける現象．子音の元）と**共鳴**（声道の形を変化させて音の特徴をつける現象．母音の元）という2つの動作の組み合わせからなります．

声を発するまでには，次の一連の過程が必要となります．

肺から息を吐き出す（音声の空気力学的エネルギー源）➡ 喉頭で吐息が声帯を通過することで音響エネルギーに変換される（声の音源）➡ 喉頭から音源が声道咽頭・口腔・鼻腔を通過する過程で共鳴を与え音声言語音の特徴をつくる ➡ 外界へ放射される

エネルギー源としての呼吸器系，音源としての喉頭，共鳴腔としての声道が緻密かつ協調的に機能することによって，正常に発話することができるのです．

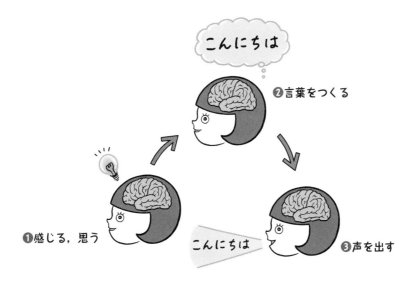

いわゆる器質的な言語障害について

本書では，ピラミッドのうちの②言葉をつくる障害＝失語症と，③声を出す＝声をつくる器官の障害（構音障害）の2つをコミュニケーション障害と捉えます．これらを操作する中枢神経（脳），または末梢器官の損傷によって起こる障害を器質的な障害*といい，これから話を進めていきます．

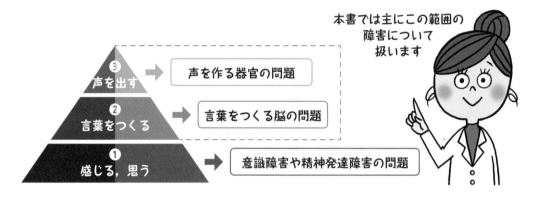

本書では主にこの範囲の障害について扱います

③ 声を出す → 声を作る器官の問題

② 言葉をつくる → 言葉をつくる脳の問題

① 感じる，思う → 意識障害や精神発達障害の問題

バーバルコミュニケーションとノンバーバルコミュニケーション

コミュニケーションをとる方法には，言語そのものを使うこと（バーバルコミュニケーション）のほかに，表情・視線・態度・ふるまい，声の強弱やトーンなど，言語によらないコミュニケーション手段（ノンバーバルコミュニケーション）があります．ノンバーバルコミュニケーションは言語内容を補うことがあれば，言語内容とは別の意味を表すこともあり，ジェスチャーや指さしなどもこれにあてはまります．

＊器質的な障害
いずれかの臓器に物理的な損傷を受けることで得た障害のこと．脳梗塞や外傷による神経損傷などがこれにあたる．

（和田彩子）

1章　参考文献
1）上田　敏監修：標準リハビリテーション医学，第3版，医学書院，2012．
2）西尾正輝：ディサースリアの基礎と臨床　理論編，インテルナ出版，2006．
3）平山惠造，田川皓一：脳卒中と神経心理学，医学書院，1995．
4）河野政樹：発達障害コミュニケーション　初級指導者テキスト，日本医療福祉教育コミュニケーション協会，2015．
5）松田和郎：意識とは何か．意識障害治療と神経解剖学研究の現場から．人体科学 19：21-35，2010．
6）青柳宏亮：心理臨床におけるノンバーバル・コミュニケーションに関する研究動向．目白大学心理学研究 13：23-35，2017．

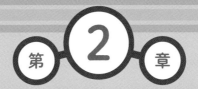

コミュニケーション障害の捉え方

第1章では，コミュニケーションの成り立ち（意思を発するまでの過程）を説明しました．ピラミッドで示す3段階のうちのいずれかが障害されたときにコミュニケーション障害が起こりますが，本章ではそれぞれの障害について説明していきます．

感じる，思う（意思や思考の整理）における障害

ここでは，ピラミッドの②「言葉をつくる」，③「声を出す」を伴わない場合の①「感じる，思う」における障害について簡単に説明します．

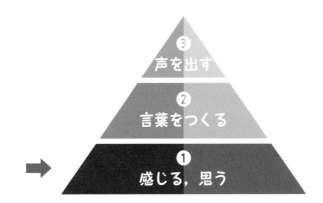

意識が障害される場合

意識障害は明確に物事を認識できず，周囲からの刺激への適切な反応や，自発的な活動能力が損なわれる状態を指し，脳の働きが低下する状態です．このため，意識障害の程度によっては言葉の理解や発語が不良になったり，一定の目的にかなった行動ができなくなります．

意識障害の原因は，脳血管障害や頭部外傷など中枢神経系の疾患のほか，代謝異常や内分泌異常，中毒など，全身疾患でも起こることがあります．

神経発達に問題がある場合

発達は，自らの経験をもとに周囲の環境から影響を受けたり周囲に働きかけて豊かな心情・意欲・態度を身につけ，新たな能力を得る過程です．**身体的発達，情緒的発達，知的発達，社会性の発達**など成長におけるさまざまな側面は，お互いに関連しながら総合的に発達します．

ここでは，コミュニケーション障害をきたしうる言語・認知・社会性について非定型的な発達障害についてふれます．

◎ 発達障害におけるコミュニケーション障害

発達障害全般には，実行機能の障害（目的達成のための行動を思い浮かべ，組み合わせて行動を起こし，それを適切に維持・連鎖・終了するための一連の高次認知機能の障害）を特徴として，コミュニケーションにおけるスキルが低下しています．各障害にみられやすいコミュニケーションの特徴は次の通りです．

① 知的障害

知能低下により言葉の理解と表現・読み書き・物事の概念がわかりにくい．また，対人関係，責任性，ルールの遵守など，社会的な適応行動能力が低下しやすい状態．

発達障害とは

発達障害は，主に知的障害，自閉症スペクトラム障害，注意欠陥／多動性障害，学習障害の4つの障害を指します．

これらを発達障害の範疇としてまとめて考えることが世界的には一般的な考え方となっていますが，わが国では発達障害の概念に知的障害を入れない場合もあります．しかし，臨床上ではその他3つの障害と知的障害の合併は珍しくなく，また，その他3つの障害それぞれが併存することは多くあります．

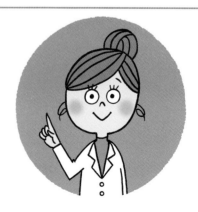

② 自閉症スペクトラム障害
- 対人認知が弱い（人の声と機械音が区別しにくいなど）．
- 共同注意が遅れやすい（相手の目線が移動した同じものに自然と注目するなどの機能が弱い）．
- 心の理論の弱さ（「相手が知り得ないことは自分が知っていても相手は知らないはず」ということがわからない）．
- 情報の統合の問題（複数の情報を統合し，一般的な意味を取り出したり，全体的な見通しを立てたり，状況や分脈をみて意味を区別するなどができない）．
- 非言語的コミュニケーションの意味がわかりにくく，微妙な感情が読めない．

③ 注意欠陥／多動性障害
- 不注意症状：話を聞いていない，指示に従えない，屁理屈を言う，物事の順序だてが困難．
- 多動症状：しゃべりすぎる，じっとしていられない．
- 衝動性：思いついたことを口に出してしまう，順番が待てない→その結果，他人へ妨害や邪魔をしてしまう．

④ 学習障害
　　読字，書字，数の概念や論理の障害が起こりやすい．このため，日常生活での活動に著しい困難が生じる．

認知機能の低下について

　　認知機能はさまざまな要素から構成されており，脳血管障害や頭部外傷，脳の変性疾患などによりそれぞれ障害されていきます．

　　認知症は，知的機能が脳の器質性障害によって後天的に低下していく状態をいいます．疾病のタイプを問わず，記憶や概念形成のみならず，言語，行為，遂行など広範囲にわたる機能の障害を認めます．

　　側頭葉内側部の機能低下に伴う記憶障害，言葉を司る脳機能の低下に伴う失語，後頭・側頭葉領域の機能低下に伴う視空間認知障害は病変部との関係がある症状をいいます．ただし，脳の前方部における機能低下により脱抑制や異常行動を含む行動変容が伴うと社会生活が困難となり，コミュニケーション障害の原因となります．

（和田彩子）

言葉をつくることの障害

　　ここでは，ピラミッドの❷「**言葉をつくる**」（言語の生成）過程が障害されている
場合について，説明します．

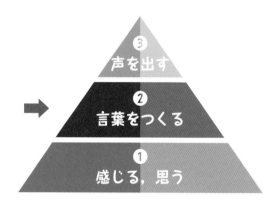

言語とは

　　言語は記号あるいは符号の一種といえます．人は言語を用いて思考や概念などを他
者と共有することができます．思考や概念などを自分以外の人にわかる形にするため
に言葉として記号化することが「話す」，「書く」という行為です．話し言葉や文字な
どの刺激を受け取り，その指示している意味を解読することが「聞く」「読む」とい
う行為です（表1）．実際のコミュニケーション場面では，純粋な言語情報（**バーバ
ルコミュニケーション**）だけではなく，パラ言語情報（声の抑揚や大きさ，間の取り
方など）や非言語情報（身振り・うなずき・表情・視線など）の**ノンバーバルコミュ
ニケーション**も用いられます．

表1　言葉の様式

	表出	理解
音声	話す	聞く
文字	書く	読む

失語症とは

　　失語症は，いったん獲得された言語機能が限局性の大脳病変により障害され，意味
内容の符号化あるいは言語の解読が困難となっている状態をいいます．言葉の様式は，
主に「話す」，「書く」，「聞く」，「読む」の4つに分類されますが，そのいずれもが
さまざまな程度に障害されます．失語症の主たる原因疾患は脳血管障害であり，これ

が9割以上を占めます．ほかの原因疾患としては，脳腫瘍，頭部外傷，脳炎などがあげられます．

❶「話す」の障害

　人は思考や概念など聞き手に話したい意図が発生した際，それらを表現するのに適切な語を大脳内に蓄えられている語の集積から選択し，選択した語を文法的な規則に従って適切な順に並べて，完成した文章を自然な話し言葉になるようにプロソディ（音韻列，発話のリズムやアクセント）を組み立てて発します．

　「話す」の障害では，**非流暢性**（自発語が少なく，プロソディが崩れた，〝たどたどしい〟感じ）を示すことが多くあります．適切な語の想起が難しくなる**喚語困難**が主体ですが，語の誤り（**錯語**）や文章の組み立ての誤り（**統語障害**）も多く認められます．

　一方で，発話自体は流暢ですが，意図した言葉が意味的にも音的にも類推できないほどかけ離れた音に置き換わり，聞き手に意図が全く伝わらないといった症状を呈する場合もあり，この一連の発話を**ジャーゴン**と呼びます．

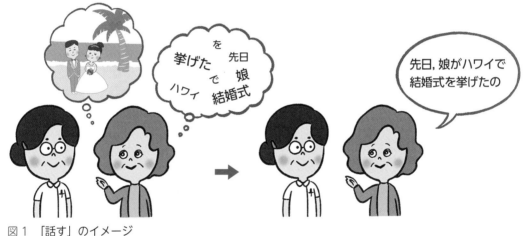

図1　「話す」のイメージ

❷「書く」の障害

　一般的には，書くことは話すことより困難な表出方法です．日本語の場合，言葉を想起して音を組み合わせる経路（**仮名**など）と，言葉から直接的に文字のイメージを想起する経路（**漢字熟語，高頻度語**など）と，複数の経路で表出されます．そのため，仮名と漢字で障害の程度が異なることがあります．

❸「聞く」の障害

　「聞く」という行為のなかには，①音が耳に届き，②言語音として認知され，③認識された音韻と自分のもっている語彙を照合させ，④意味を解釈する，という複数の段階が存在します．②が障害されると，難聴ではないのに言葉の聞き取りが悪い，**語音聾**といわれる状態になります．③が障害されると，語音の認知はできますが語彙として認識できない**語形聾**といわれる状態になります．④が障害されると，語彙として

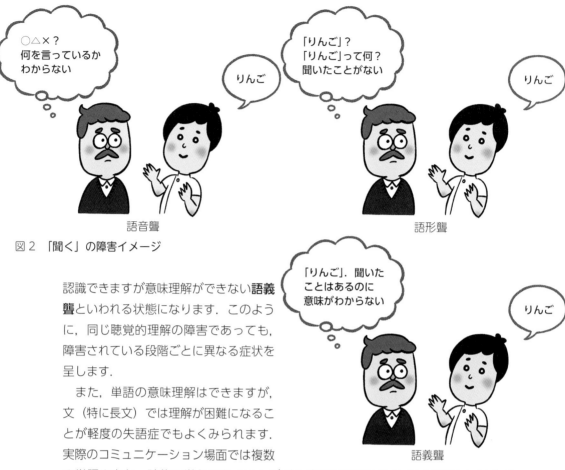

図2　「聞く」の障害イメージ

認識できますが意味理解ができない**語義聾**といわれる状態になります．このように，同じ聴覚的理解の障害であっても，障害されている段階ごとに異なる症状を呈します．

　また，単語の意味理解はできますが，文（特に長文）では理解が困難になることが軽度の失語症でもよくみられます．実際のコミュニケーション場面では複数の単語や文を一時的に覚えておくことが話の流れを理解するうえで必要となりますが，失語症ではこの聴覚的把持力が低下していることが多くあります．通常，5語文程度の復唱が可能であれば，大きな問題はないとされています．

❹「読む」の障害

　基本的に，聴覚的理解と同程度に障害されることが多くあります．文字を「読む」際には，目で見た文字の形を認識し，認識された文字と自分のもっている語彙を照合させて意味を解釈するという段階を経ます．文字の認識・処理過程には**音韻処理**（文字が一文字ずつ音韻化されてから語彙・意味的処理がなされる≒「読んだあとに意味がわかる」）と，**語彙処理**（音韻に変換する処理を経ずに直接語彙・意味処理がなされる≒「読み方はわからないがその文字が何を指しているのかが大まかにわかる」）という2つの経路があると考えられています（**二重回路仮説**）．そのため，表意文字である漢字の理解と，表音文字である仮名の理解との間に差が存在することがあります．

失語症の分類

失語症の分類にはさまざまな方法がありますが，わが国で最も一般的に用いられているのが，①発話の流暢性，②言語理解，③復唱によって8タイプに分けるボストン学派の古典分類（Bensonの分類）です（図3）．病巣の局在にも対応した分類（図4）で理解しやすいものですが，病巣の局在と症候群が一致しない症例もままあるため，注意が必要です．この分類で比較的よくみられるのが，Broca（ブローカ）失語，Wernicke（ウェルニッケ）失語，健忘失語（失名詞失語）です．

❶ Broca 失語

発話が非流暢で，復唱も困難だが，理解面は比較的良好である（正常ではない）タイプ．書字での表出も障害されていることがほとんどです．

❷ Wernicke 失語

発話は流暢で，復唱は困難，理解障害が強いタイプ．喚語困難のため適切な言葉は表出できず，錯語やジャーゴンもあり，発話量のわりに情報量が乏しいという特徴があります．病態失認があることが多く，自己修正が困難という特徴があります．言語による制止や説得は困難であり，麻痺が軽度の場合には離棟・離院などの危険行動を起こすリスクに注意をはらう必要があります．

❸ 健忘失語（失名詞失語）

発話は流暢で，復唱良好，理解も良好ですが，喚語困難があるタイプ．「あれ」「それ」などの指示代名詞や迂遠な表現を多用するなどして，発話量のわりに情報量が乏しくなりやすい（迂言）という特徴があります．

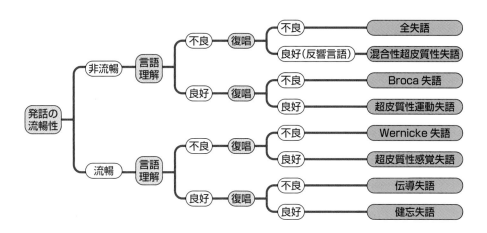

図3　失語症の分類（Bensonの分類）

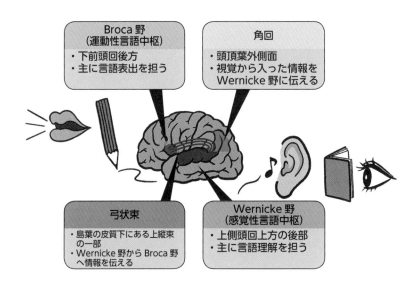

図4　言語機能にかかわる脳領域（右利きの人の99%，左利きの人の60%で左大脳半球優位）

失語症の評価

　　ベッドサイドでのスクリーニングでは，まず患者さんの**自然な会話場面**を観察し，自発語の量，発話の努力性，喚語困難の程度，相手の言葉の理解度を評価し，錯語や迂言など特有な症状の有無を確認します．続いて，**Yes/No反応**（「あなたは○○さんですか？」，「あなたは〇月生まれですか？」，「こちらの方は奥様ですか？」など），**ポインティング**（「ボールペンはどちらですか？」，「テレビを指さしてください」，「自分の鼻を指さしてください」），**指示動作**（「目を閉じてください」，「手を挙げてください」，「肘を曲げてください」），**呼称**（「これは何ですか？」），**用途の説明**（眼鏡などを見せながら「これでどんなことをしますか？」），**復唱**（「私の言うことを繰り返してください」）などを行い，理解，表出の程度を把握し，適切なコミュニケーション手段を検討していきます（五十音表を用いたコミュニケーションや筆談には，「読む」と「書く」両方の能力が要求されるため，失語症患者との意思疎通には不向きな場合が大半です）．

　　また，呼称であれば**高頻度語**だけでなく**低頻度語**（聴診器，握力計など）を，指示動作であれば単純指示だけでなく**複雑指示**（「左手の人さし指と親指で左の耳をつまんでください」）や**多段階指示**（「目を閉じてから，天井を指さしてください」）を，というように課題の難易度を調整することで比較的軽度の障害を拾い上げることも可能となります．

　　標準化された検査法としては，**標準失語症検査**（Standard Language Test of Aphagia；**SLTA**）や**WAB失語症検査日本語版**などが多く用いられます．標準検査では評価しきれない失語症状を把握するために，**標準失語症検査補助テスト**（**SLTA-ST**），**Token Test日本語版**，**失語症構文検査**，**実用コミュニケーション能力検査**（Communication ADL Test；**CADL**）**日本語版**などの掘り下げテストを実施する

こともあります．意識障害，聴力障害，視野障害，高次脳機能障害（注意障害，半側空間無視，失行，その他）などの影響を受けるため，必ずしも検査結果＝失語の重症度とは限らないことに注意が必要です．結果の解釈に関しては，点数だけを鵜呑みにせず，各施設の言語聴覚士に確認することをお勧めします．

失語症と鑑別が必要な疾患

❶ 全般的な認知機能障害

　　失語症は意識障害や全般的な認知機能障害，他の高次脳機能障害との区別が困難であることが少なくありません．ウェクスラー成人知能検査の動作性 IQ，レーヴン色彩マトリックス検査，ベントン視覚記銘検査，KOHS 立方体組み合わせテストなど，非言語的な検査結果と比較するなどして言語機能障害の程度を評価します．

❷ 運動性構音障害

　　麻痺性の運動性構音障害であれば，「話す」以外は正常であるはずですが，失語症では「聞く」，「読む」，「書く」といった他の言語様式も，程度の差はあれ障害されていることが多くあります．また，運動性構音障害では出しにくい音や誤る音が一定していますが，失語症では一定しないという特徴も鑑別のポイントです．

❸ 純粋発語失行

　　構音に必要な諸器官に麻痺や失調，筋力低下などの異常がほとんど認められないにもかかわらず，意図的に話そうとすると構音のぎこちなさ，一定でない構音の誤り，プロソディの異常などが認められる病態が「発語失行」です．Broca 失語を伴うことが多いですが，左中心前回の限局病変では失語を伴わない「純粋発語失行」を呈することがあります．つまり，表出したい言葉が正しく頭のなかに浮かんでいるにもかかわらず，それを正しく発声することができない状態です．患者さん自身は自らの誤りを自覚している場合が多く，自己修正を試みることが特徴的です．

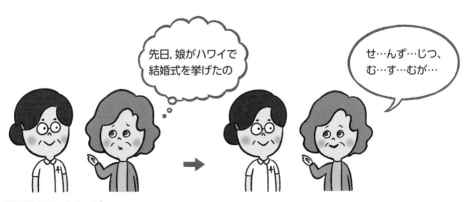

図5　発語失行のイメージ

（梶　兼太郎）

声を出すことの障害

　ここでは，ピラミッドの③「声を出す」（構音・発声）過程が障害される場合について，説明します.

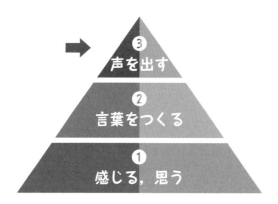

発話生成のメカニズム

　声を発するまでには，一連の過程が必要となります. まず，肺や気管に該当する"呼吸器系"から呼気流が発せられることで音声の**空気力学的エネルギー源**がつくられます. この呼気流が喉頭へ送られると，喉頭にある声帯が弦のように振動し，**声の音源**がつくられます. この音源が咽頭～口腔～鼻腔から成る**声道**を通ることにより，さまざまな音に加工されます. 加工された音は，話し言葉，すなわち**音声言語音**と呼ばれ，音声言語音を生成する過程は**構音**と定義されます（図6）.

　構音は**共鳴**と**気流操作**という2つの動作の組み合わせから成ります. 共鳴は声道の形を意図的に変化させることで音源に特有の共鳴特性を与え，主に母音や鼻音の生成にかかわります. 気流操作は意図的に声道を狭めたり閉じたりすることで気流雑音をつくり，子音が生成されます.

　呼吸器系や喉頭も含んだ発話の生成にかかわる末梢器官すべてを指して**発声・発語器官**と呼ばれます.

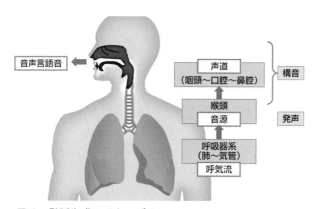

図6　発話生成のメカニズム

　ここで，私たちが普段使っている**五十音表**（表2）をみてみましょう．五十音は日本語の書き言葉の単位ですが，構音という観点からみると，**母音と子音**を組み合わせた音節を単位として構成されていることがわかります（表3）．子音は気流操作によりつくられるため，**息のさえぎられる場所**（構音点，図7）と**息のさえぎられ方**によって分類されます（表4）．

　息のさえぎられる場所で分類する例として上下の唇でつくられる**両唇音** /p, b, m/，前歯と舌尖 でつくられる**歯茎音** /t, d/ や，軟口蓋と奥舌でつくられる**軟口蓋音** /k, g/ などがあります．

　息のさえぎられ方による分類の例として，閉鎖をつくり呼気圧を高めたあとに突然開放する**破裂音** /p, b, t, d/，狭めをつくり呼気を押し通す**摩擦音** /s, z, ʃ, ʒ/ や，舌尖が硬口蓋のところで弦が弾かれるときのように跳ね返る運動をする**弾音** /r/ などがあります．

表2　五十音表

(ん)	わ	ら	や	ま	は	な	た	さ	か	あ
		り		み	ひ	に	ち	し	き	い
		る	ゆ	む	ふ	ぬ	つ	す	く	う
		れ		め	へ	ね	て	せ	け	え
	を	ろ	よ	も	ほ	の	と	そ	こ	お

表3　構音からみた五十音表 [16)]

無声音

[F]	[ç]	[pj]	[p]	[ts]	[tʃ]	[ʃ]	[kj]	[h]	[t]	[s]	[k]	母音
	ヒ	ピ			チ	シ	(キ)				キ	イ [i]
		ペ			チェ				テ	セ	ケ	エ [e]
	ヒャ	ピャ	パ		チャ	シャ	キャ	ハ	タ	サ	カ	ア [a]
	ヒョ	ピョ	ポ		チョ	ショ	キョ	ホ	ト	ソ	コ	オ [o]
フ	ヒュ	ピュ	プ	ツ		シュ	キュ			ス	ク	ウ [ɯ]

有声音

[w]	[rj]	[r]	[j]	[bj]	[b]	[dz]	[dʒ]	[gj]	[d]	[z]	[g]
	リ			ビ			ジ	(ギ)			ギ
	レ			ベ			ジェ		デ	ゼ	ゲ
ワ	リャ	ラ	ヤ	ビャ	バ		ジャ	ギャ	ダ	ザ	ガ
	リョ	ロ	ヨ	ビョ	ボ	ズ	ジョ	ギョ	ド	ゾ	ゴ
	リュ	ル	ユ	ビュ	ブ		ジュ	ギュ		ズ [dz]	グ

通鼻音

[n]	[mj]	[m]	[n]	[ŋj]	[n]	[ŋ]
ン	ミ		ニ	(ギ)		ギ
		メ			ネ	ゲ
	ミャ	マ	ニャ	ギャ	ナ	ガ
	ミョ	モ	ニョ	ギョ	ノ	ゴ
	ミュ	ム	ニュ	ギュ	ヌ	グ

注：五十音表は「ア・カ・サ・タ・ナ・ハ・マ・ヤ・ラ・ワ」の10行と「ア・イ・ウ・エ・オ」の5列から構成されていますが，話し言葉では実際はもっと多くの子音を組み合わせていることがわかります．たとえばタ行の音を出すためには［t］［tʃ］［ts］の3種類の異なる子音を使っています．

表4 子音の標準音表記法 [10]

			両唇音	歯音	歯茎音	硬口蓋音	軟口蓋音	声門音
子	破裂音	無声	p		t		k	
		有声	b		d		g	
	通鼻音	無声						
		有声	m		n	ɲ	ŋ ɴ	
	摩擦音	無声	F	s	ʃ	ç		h
		有声	w	z	ʒ	j		
	破擦音	無声		ts	tʃ			
音		有声		dz	dʒ			
	弾音	無声						
		有声			r			

注：詳しい子音の種類（と書き表し方）が示されています．息のさえぎられる場所として両唇音・歯音・歯茎音・硬口蓋音・軟口蓋音・声門音に分け，息のさえぎられ方として破裂音・通鼻音・摩擦音・破擦音・弾音に分けています．声帯の振動（声）を伴うものは有声（子）音，息だけで声を伴わないものを無声（子）音と言います．

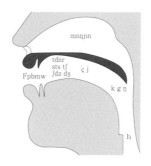

図7 構音点（構音域）

　この発声発語器官のうち，いずれかの部分が動かなかったり欠損しているなどの理由で正常な発声・構音過程が成り立たなくなることが**構音障害**であり，全く声の出せない重度の症状から，時々"呂律が回らない"場合がある軽度の症状までさまざまです．

構音障害の分類

　構音障害の原因は大きく3つに分類されます．①**運動性（麻痺性）構音障害**は筋や神経系の病変による発声・発語器官の運動機能が障害された状態で，脳卒中や神経難病がこれに含まれます．②**器質性構音障害**は，発声・発語器官の形態異常により正しい音がつくられない状態で，口蓋裂や舌がん術後が例にあげられます．③**機能性構音障害**は発声・発語器官自体に異常はないにもかかわらず生じる構音の誤りで，小児や吃音でみられます．

　運動性構音障害はさらに障害部位ごとに表5のように分類されます．

表5　運動性構音障害の分類

運動性（麻痺性）構音障害	障害部位	原因疾患例	発話特徴
弛緩性	末梢神経	顔面神経麻痺，球麻痺，筋疾患	息が漏れるかすれた声（気息性嗄声），発話の短い途切れ，声の大きさ・高さの単調性，音の歪み，鼻から抜けた声（開鼻声）
痙性	中枢神経	大脳の脳卒中・脳腫瘍，仮性球麻痺	音の歪み，発話の短い途切れ，発話速度の低下，声の高さ・大きさの単調性，鼻から抜けた声（開鼻声）
失調性	小脳	小脳の脳卒中，小脳失調症	構音の不規則な歪み，音の持続時間の変動，発話速度の変動，声の大きさ・高さの変動
運動低下性	錐体外路	パーキンソン症候群	声量の低下，早口，単調な話し方，息が漏れるかすれた声（気息性嗄声），音の繰り返し
運動過多性	錐体外路	ハンチントン病，ジストニア	発話速度の変動，声の大きさ・高さ・構音の不随意な変動
混合性		筋萎縮性側索硬化症，脳卒中，多発性硬化症	上記が混合した状態

構音障害の評価

　　　構音障害の評価は，発話生成メカニズムの構成因子について，**発話特徴**と**発声・発語器官の運動機能**から評価します（表6）．発話特徴は能力障害を，発声・発語器官の運動機能評価は機能障害の評価であると言い換えることもできます．発話特徴からは背景にある疾患が反映され（表5），治療方針の決定に役立ちます．

表6　構音障害の評価法

	呼吸の評価	発声の評価	構音・共鳴の評価
発話特徴の捉えかた（定性的）	声の大きさ 声の長さ（不自然に途切れるかなど）	GRBAS尺度（声質の評価：粗造性嗄声/気息性嗄声/無力性嗄声/努力性嗄声）	発話明瞭度（構音の重症度） 発話の自然度（プロソディの適切度） 運動障害性（麻痺性）構音障害 ディサースリアの検査法， 新版 構音検査 標準失語症検査補助テスト-発声発語器官および構音の検査 標準ディサースリア検査
発話特徴の客観的評価法（定量的）	発声持続時間	音響分析	100単音節構音検査法
発声・発語器官の機能評価法	呼吸機能検査	喉頭鏡，ファイバースコピー，ストロボスコピー	発声・発語器官検査 （注：同上検査に含まれる）

❶ 呼吸の評価

　　音声の空気力学的エネルギー源としての**呼気流**を評価します．呼吸の調整は安静時と発話時では異なり，会話をしているときは適切な箇所で素早く息を吸い，声の大きさの変動に合わせて呼吸筋を巧みに調節しながら発声時に息を吐くのです．そのため，呼吸筋に異常があると，声が小さかったり不自然に発話が途切れるなどの発話特徴がみられます．呼気流が少ないと**発声持続時間**は短縮するので，経時的変化を捉えるには有用です．一方，発声持続時間は喉頭での声帯の調節にも影響されるため，純粋に呼吸の要素をみるためには声帯の振動を伴わない無声子音（[S] など）で評価したり，ブローイング課題（コップに入った水をストローで吹く）で評価します．ほかに，生理検査として**呼吸機能検査**は客観的な指標として参考になります．

❷ 発声の評価

　　喉頭で生成される**声の音源**について，声質や声の大きさ・高さなどを評価します．声質の評価法として **GRBAS 尺度**が広く用いられています．GRBAS は**嗄声**の全体の重症度を表す Grade と，嗄声の性状である Rough（粗造性），Breathy（気息性），Asthenic（無力性），Strained（努力性）の頭文字をとったものです．異常がなければ 0，軽度異常を 1，中等度異常を 2，重度異常を 3 とし，それぞれの頭文字の後ろに評点されます（例：G（3）など）．粗造性嗄声はいわゆるガラガラ声やダミ声で，声帯振動が左右・前後で不均一なときに認められることが多くあります．気息性嗄声は息もれのあるかすれた声で，最も重度な場合は失声（有響成分のないささやき声）となります．無力性嗄声は弱々しくか細い声で，声帯の緊張が低く（声門抵抗が低く），呼気流が少ない場合に出現します（呼気流が多いと気息性に近づきます）．努力性嗄声は喉に力の入った，しぼりだすような声で，声帯の伸縮性低下や仮声帯を含む喉頭全体の過剰な緊張により声門での抵抗が大きくなる場合に出現します．ほかに，客観的な評価として**音響分析ソフトウェア**の使用が報告されています．嗄声の原因となる声帯の動きを評価するには体外からの観察は困難であり，**喉頭鏡**や**ファイバースコピー**，**ストロボスコピー**で評価されます．

❸ 構音・共鳴の評価

　　構音の評価では，音や音節・単語・文章・自由会話のどのレベルで構音の誤りが生じているのかに着目します．母音や子音に誤りはあるか，誤り方の種類（音の歪み，置換や省略など），誤り方に一貫性はあるかを評価します．**共鳴の評価**では，発話特徴として開鼻声（声の鼻音化）があり，半定量的な評価として，鼻息鏡を用いて鼻腔からの空気のもれ（鼻漏出）がないかを確認します．発声・発語器官の運動として，軟口蓋の挙上を観察します．

　　また，声道を構成する発声・発語器官の運動異常はあるのか，その運動異常は構音の誤りと関連しているのかを確認します．運動性（麻痺性）構音障害では，特定の誤りの背景に，筋力低下・筋緊張異常・協調性低下などの機能障害があるかをアセスメントします．器質性構音障害では，発声・発語器官の形態異常や欠損などが機能障害

表 7　発話明瞭度

1	明瞭である（よくわかる）
1.5	
2	時々わからない語がある
2.5	
3	聞き手が話題を知っていて聞いていればどうにかわかる
3.5	
4	時々わかる語がある
4.5	
5	全くわからない

にあたります.

　自由会話においては，全体の了解度（どの程度相手に正しく伝わるか）を評価する**発話明瞭度**が広く用いられ，発話機能の総合的な重症度の指標とされています（表7）.また，音韻的特徴を規定する構音とは区別し，単語・句・文に会話のイントネーションやリズムにおける特徴を**プロソディ特徴**と呼びます．プロソディは発話速度，リズム，声の高低（ピッチ）や強弱を調整しアクセントやイントネーション（抑揚）をつけるなどの会話に必要な要素を含みます．プロソディに関する全体の適切度を**自然度**で表し，1の正常（全く自然である）から5の最重度異常（全く不自然である）まで評点されます.

　構音障害の検査として，日本音声言語学会の運動障害性（麻痺性）構音障害 dysarthria の検査法（発話特徴抽出検査を含む），新版 構音検査（機能性構音障害の評価法で小児が対象となることが多い），日本高次脳機能障害学会の標準失語症検査補助テスト-発声発語器官および構音の検査（SLTA-ST）や西尾らの標準ディサースリア検査があげられます.

　いずれも発話特徴の評価と発声発語器官検査を含み，訓練内容の決定や介入の効果判定に有用です．前述したように，発話明瞭度は了解度の定性的な評価ですが，客観的な評価法として100単音節構音検査法が用いられることがあります．日本語の100音節を被検者に音読してもらい録音し，評価者3名程度に聴取させて正しく聴取された率を明瞭度とする方法です．発話明瞭度の客観的な指標として，舌がん術後のケースなどで用いられています.

（土方奈奈子，池澤真紀）

2章　参考文献

1）河野政樹：発達障害コミュニケーション初級指導者テキスト，日本医療福祉教育コミュニケーション協会，2015
2）上田　敏監修：標準リハビリテーション医学，第3版，医学書院，2012.
3）田中　裕：コミュニケーション障害をきたす認知症／進行性失語．神経内科の立場から．コミュニケーション障害学　32：125-134，2015.
5）石井和嘉子：意識障害に関する知識．意識・意識障害の定義，種類，レベルの判定．小児内科，50：570-573，2018.
6）林　雅晴：意識障害の基礎知識．意識とは？小児科診療，71：425-431，2008.
7）椿原彰夫，才藤栄一・他編：現代リハビリテーション医学，第4版，金原出版，2017.
8）小嶋知幸：失語症の障害メカニズムと訓練法，第2版，新興医学出版社，2005.
9）立石雅子：失語症のある人のための意思疎通支援．保健医療科学，66：512-522，2017.
10）大槻美佳：言語機能の局在地図．高次脳機能研，27：231-243，2007.
11）田口恒夫編：言語治療用ハンドブック，日本文化科学社，1996，pp3-39.
12）今泉　敏：声の聴覚心理評価，声の検査法基礎編，日本音声言語医学会　編，医歯薬出版，1979，pp151-172.
13）高橋宏明：声の聴覚的評価，声の検査法臨床編，日本音声言語医学会　編，医歯薬出版，1979，pp187-208.
14）細川清人・他：音響分析の概念と実際，喉頭，28：78-87，2016.
15）伊藤元信・他：運動障害性（麻痺性）構音障害 Dysarthria の検査法—第1次案．音声言語医学，21：194-211，1980.
16）構音臨床研究会編：新版構音検査，千葉テストセンター，2010.
17）西尾正輝：標準ディサースリア検査，インテルナ出版，2004.
18）大久保洋・他：舌癌治療後の構音機能，音声言語医学，33：227-236，1992.

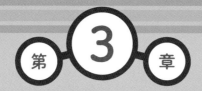

第**3**章

障害の部位と進行
─なぜコミュニケーションが困難となっているか─

言葉を発する過程（ピラミッド）のどこかが障害されることで，コミュニケーションは障害をきたします．まずは，患者さんが抱える障害の特徴を捉えることが支援のポイントとなります．

どこが障害されて，何が起こっているのか，どんな経過をたどるのか（良くなるのか，悪くなるのか，変わらないのか）を把握することが重要です．

本章では，障害部位による症状の違いと進行の特徴を捉えて分類していきます．

原因は中枢なのか末梢なのか（部位の話）

障害の原因となる病変部位はどこで，言葉を発する過程（ピラミッド）のどこに影響を与えるかを把握することが重要です．

❶ 中枢神経（脳）

脳には多くの機能があります．脳卒中や脳腫瘍など，脳の重要な部位が障害されたとき，病変部位の場所や大きさによって症状が多様に現れます．たとえば運動野が障害されたときは運動麻痺が出現し，言語野が障害されたときは失語症が出現するなどです．

コミュニケーション障害に関連する部分としては，言語野における失語症と，運動麻痺による各末梢器官に及ぼされる影響があります．顔面神経麻痺や失調（ふるえやふらつきなどの動きの調整障害）による運動障害でも，構音器官の**運動性構音障害**が出現します．

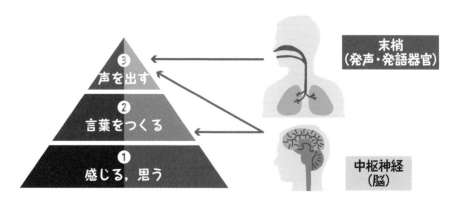

❷ 末梢器官（発声・発語器官）

構音・発声にかかわる器官の一部分あるいは全体に障害が及ぶと，**構音・発声障害**（声をつくる器官の障害）が出現します．

筋や神経系の異常のために発声・発語器官の運動に障害が及ぶときは，**運動性（麻痺性）構音障害**を認めます．手術などのため，発声・発語器官が部分的に形態異常をきたしたときは，**器質性構音障害**を認めます．

原因となる障害の進行（時間経過の話）

今回，主に取り上げる脳卒中・神経難病・がんにおいては，疾患のタイプにより，症状の経過は全く異なります．

図を見ていただくとわかるように，「ある日突然発症するが，徐々に改善していく場合」や，「改善せずに症状が悪くなっていく場合」，「増悪と寛解を繰り返す場合」などさまざまです．

介入を進めるためには，まずは目の前の患者さんが「この先どうなるか」ということを理解しておく必要があります．

❶ 改善していく場合

突然発症することが多い脳卒中は，後遺症が残るにしても，発症して以降は月〜年単位で言語症状の改善を認めます．がんにおいても，悪性脳腫瘍では適切な治療を受け，再発しなければ症状の改善は期待できます．末梢器官が障害される舌がんにおいても，治療後に適切なケアや訓練を行うことで言語症状の改善は期待できます．

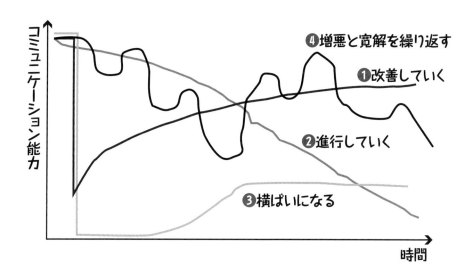

❷ 進行していく場合

　　筋萎縮性側索硬化症（Amyotrophic Lateral Sclerosis：ALS）やパーキンソン病（Parkinson's Disease：PD）に代表される神経難病は，改善していく病気ではありません．月日とともに徐々に言語症状も悪化していきます．また，がんにおいては治療がなされない悪性脳腫瘍などでは徐々に増悪していきます．

❸ 横ばいになる場合

　　がんの治療などで喉頭を摘出する場合は，音声言語の生成を司る喉頭音源をつくる部分が喪失するため，発声ができなくなります．音源の代わりになるものを用いることでコミュニケーション能力が向上することが多いですが，一般に，ある一定のレベルでほぼ横ばいとなります．

❹ 増悪と寛解を繰り返す場合

　　徐々に進行していくとされる神経難病やがんにおいてもその経過はさまざまで，増悪と寛解を繰り返す場合があります．悪性脳腫瘍では，治療効果が認められるときと脳浮腫が増大するときでは症状に波があります．治療を行って，いったんは改善を認めた舌がんなどでも，再発するとまた症状が悪くなることがあります．

障害の部位と進行による分類

　　上記をふまえて，障害部位と進行の仕方により次のように分類することができます．

表　障害部位と進行

		障害部位	
		中枢（脳）	末梢（発声・発語器官）
障害の進行の仕方	① 改善していく	脳卒中，治療後無再発の悪性脳腫瘍	治療後無再発の舌がん
	②進行していく	神経難病 (PD, SCD) 無治療の悪性脳腫瘍	神経難病(ALS,筋ジストロフィー) 無治療の舌がん
	③横ばいになる		喉頭全摘出術後
	④増悪と寛解を繰り返す	治療中の悪性脳腫瘍	再発した舌がん

（川上途行，和田彩子，岡　阿沙子）

3 章　参考文献
1）千野直一編：現代リハビリテーション医学，改訂第 2 版，金原出版，2004.
2）上田敏監修：標準リハビリテーション医学，第 3 版，医学書院，2012.

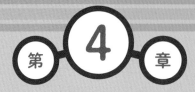

第 4 章

どのようにコミュニケーションを
サポートしていくか

　第3章までに，コミュニケーション障害の起こり方，その原因と障害の進行について概説してきました．

　それでは，コミュニケーション障害が起こったときにはどのようにサポートをしていったらよいでしょうか．

　コミュニケーションをサポートしていくときの手段として，大きく4つの手段があります．①患者さん本人への機能訓練（自分のもっている力を精一杯引き出すこと），②代替手段といわれる発話以外の工夫を取り入れること，③会話をする相手となるご家族や周りの人への指導，④社会福祉制度の活用です．

　下の図は，患者さんを中心とした4つのサポート支援のイメージ図です．患者さんのコミュニケーション障害の度合いに応じてサポート手段を4つのなかから選びます．1つだけですむ場合もありますし，4つを組み合わせることが必要な場合もあります．今は1つの手段だけでも，将来は他の手段に切り替えたり増やすということもあるでしょう．

　本章ではこの手段の具体的な内容と活用方法について説明します．第5章の事例で紹介されるサポート手段は，ぜひ本章を振り返りながらご確認ください．

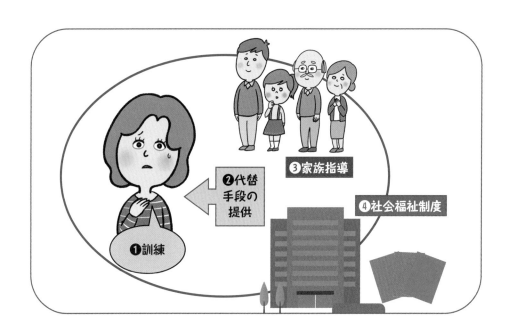

コミュニケーションをサポートするときに考えたいこと

❶ 進行の仕方に配慮しましょう

改善していく場合

　将来的にコミュニケーション能力が向上することを目標に，訓練が有効であれば機能訓練を積極的に取り入れていくべきでしょう．ただし，現時点でコミュニケーションがとれない点については，「今はどうやって意思疎通を図るか」という点を整理し，**同時並行で実践**していくことが必要です．たとえば，脳卒中の失語症では1年後に話せるようになるとしても，集中治療室では発語も理解もままならないという状況はよくあり，今の意思疎通が図れない点を工夫して解消することが日々の管理には重要です．

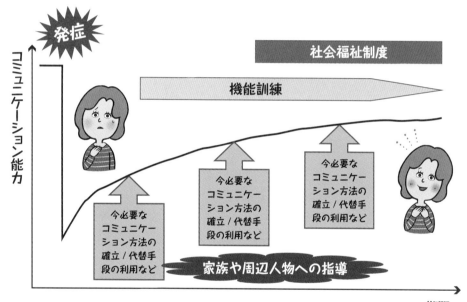

進行していく場合

　筋萎縮性側索硬化症（ALS）に代表される神経難病のように徐々に障害が進行していく状態では，**先を見越した介入**が必要です．今できるコミュニケーション能力はそのままいかしながら，先々予想される困難に向けた対策も必要です．特に身体障害者手帳を取得後の障害者福祉サービスの利用（情報・意思疎通支援用具）は有用ですが，適切なタイミングでの導入ができないと障害が進行してしまい，適応できないという事態にもなりかねません．そのため，症状が進行すると何に困るのか，そのときどんな選択肢を選べるのか，そのためにどんな準備が必要となるかなどの情報提供を早いうちから行うことが望まれます．また，障害を受容する患者さんやご家族の心理面への配慮も欠かせません．

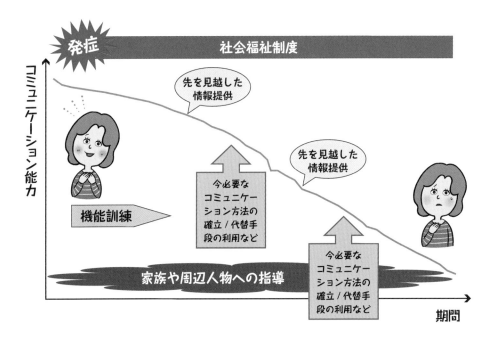

横ばいになる場合

　喉頭全摘出術などで，あらかじめいつから発声が不可能となるかがわかっている場合は，「この先どんな状況になりどんな対策をしていくのか」を**事前に情報提供**することが非常に大切です．予想できない病気の発生と比較して，オリエンテーションにより障害の理解を深め，不安を軽減することが期待できます．いざ手術が終わったら，オリエンテーションの内容に沿いながら訓練を行ったり，新しいコミュニケーションの方法を取り入れていきます．

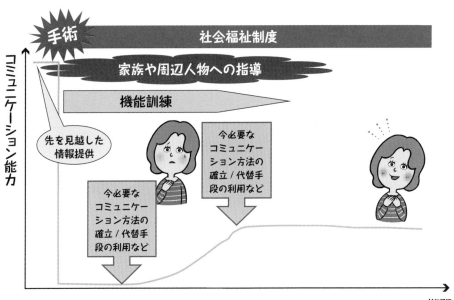

増悪と寛解を繰り返す場合

　治療中のがんをもつ患者さんのように浮動的な変化をたどる場合，進行が予想できる前述の状況とは対応が異なります．予想できる範囲での訓練や情報提供はもちろんですが，急激に状況が変わったときに方針を変更せざるを得ない場合があります．状態の変化を捉え，その都度**変化に応じて今できること**と，**これからへの備えについて対応**していくことが重要です．

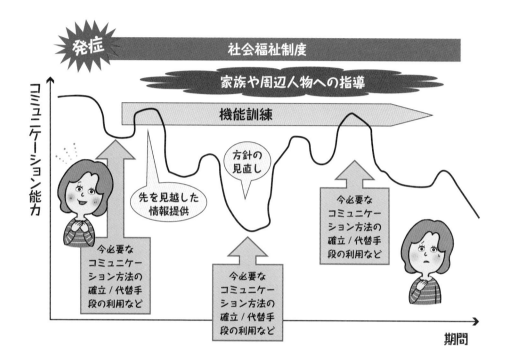

❷ 相手があってのコミュニケーション手段

　コミュニケーションは一人で行うものではありません．相手がいてこそ意思疎通が図れるものです．患者さん本人と会話をする人は誰なのか，可能であればその方と一緒に対応策を考え，訓練にも参加していただくことが望ましいです．コミュニケーションの問題について考えていくとき，**本人だけでなく，相手の方の能力を評価したり希望を聞き取る**ことが方針決定においては必要です．

　次項で紹介する支援手段のどれなら使えるのか，相手の方の技量に左右されることもあります．たとえば最新の情報通信技術支援を使用したいと本人が希望しても，家族が機械の知識に疎ければそれを用いたコミュニケーションをとりたいとは思わないでしょう．また，使用する場所が家なのか，施設なのか，屋外なのかによって制限がかかることもあります．入退院を繰り返される患者さんによっては，病院では看護師さんと会話がしやすいので文字盤を，自宅では好きな環境に整えやすいので意思伝達装置の使用と使い分けたりします．支援にかかわる立場では，**患者さんがどこで，誰と，何をしたいのかを明確にし，その環境に見合った方針を立てる**ことが重要です．

❸ 機能訓練にこだわりすぎず，あらゆる方法からベターなものを選ぶべし

　病気になっても，「自分の口から意思を発したい」と願うことは当然ですし，「治りたい」と思うことも当然です．ただし，経過によっては「治る」ことがない場合もあり，機能改善のための訓練に固執していると状況を打開できなくなることもあります．「喋れるようになってから考える」では遅く，今できる手段を考えることも必要です．**何においても目的をもった介入が必要**で，たとえ同じ訓練を行うにしても機能をよくするための訓練か，維持するための訓練かを確認するようにします．前述の通りどんな経過をたどるか**先を見越した戦略**と，訓練・代替手段・他者からのサポートなど**介入手段の選択との組み合わせ**により，最適な方針を見出すことが必要です．

❹ その他の評価

　コミュニケーションについて問題を解決するにあたり，その人のおかれる**立場や役割，合併する身体の機能障害などにも配慮する**必要があります．それは，"コミュニケーションをどういかしたいのか"ということに言及されるからです．

　この考え方は，国際生活機能分類 (International Classification of Functioning Disability and Health：ICF) を元に考えると理解しやすいです．ICF は人間の生活機能（＝生きることの全体像）と障害に関する状況を記述することを目的とした分類であり，健康状態，心身機能，身体構造，活動と参加，環境因子，個人因子から構成されます．

　これらを評価することで，障害が生活に及ぼす影響についての全体像が明らかになり，コミュニケーションの能力以外にも評価すべきポイントが見えてきます．

① 　**健康状態**：何の病気を背景にもっているのか
② 　**心身機能・身体構造**：病気による身体の麻痺や高次脳機能障害などはどんな状態か
③ 　**活動**：病気による日常生活動作 (Activities of Daily Living：ADL，歩いたり会話をしたりなど）への影響はどの程度か
④ 　**参加**：家庭内の役割，社会での役割（仕事や学業参加）
⑤ 　**環境因子**：家庭環境，生まれ育った文化，経済状況，職場環境など
⑥ 　**個人因子**：性格，価値観，ライフスタイルなど

　これらの要因からできること・できないことを見極め，その人のもっている力を精一杯発揮できるための環境調整や支援を行うことが解決の糸口になるはずです．

　そのうえで，短期的・長期的な目標を本人やご家族とともに決めていくことが大切です．

❺ 困ったら，迷ったら，どこに相談するか

　以上のような方針をどこで相談できるでしょうか．基本的には，かかりつけの主治医や通っている訓練施設があれば，そこで相談できるでしょう．情報がほしいと思うときには各種患者会や難病支援センターなどで相談すると，しかるべき専門家へつなげてもらえることもあります．支援にかかわる専門家は1カ所とは限りません．いろいろな手段を使用するためにリハビリテーションのセラピストや福祉用具の業者など，それぞれ介入する人物は入れ替わります．福祉用具の機器の進化は目覚ましく，情報の収集と更新がよりよい支援の方針を決める一助となります．

（和田彩子）

支援の実際

　ここからは，第1章4頁のピラミッドを用いて，支援の対象となる問題を強調して表します．

1. 訓練して今よりよくする

❶ 失語症の訓練

失語症の訓練の特徴

　失語症の訓練は，主に言語聴覚士が中心となって進めていきます．言語聴覚士は言語や聴覚，音声，認知，発達，摂食・嚥下にかかわる障害に対して，訓練や指導，支援などを行います．

　発症から比較的早期の段階では，病室や専用の言語訓練室で言語聴覚士と患者さんが1対1で訓練を行います（図1）．言語障害の症状，発症からの時期や生活環境により，グループ訓練や在宅での訪問訓練も行われます．

　失語症の患者さんは，言語障害だけでなく身体障害や失語症以外の高次脳機能障害を合併している場合が多いため，言語訓練ではさまざまな症状に応じた訓練も行っていきます．たとえば，麻痺により利き手での書字が難しくなっている場合には非利き手で書く練習を，半側空間無視や注意障害，記憶障害，構成障害，知的面の低下，摂食嚥下障害を合併している場合には，言語訓練と並行してこれらの症状についても評価や訓練を行います．リハビリテーションは理学療法士や作業療法士，看護師らと協力しながら行っていきます．

　失語症は,自分の氏名や「ごはん」,「犬」など慣れ親しんでいる日常語の意味や名前がわからなくなる重度の症状から，日常会話は概ねできるものの，時々言いた

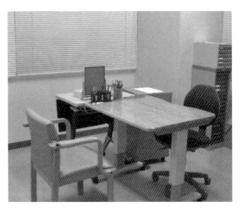

図1　言語聴覚療法　個別訓練室

い言葉が思い浮かばなかったり，新聞やラジオの理解に時間を要する軽度の症状までさまざまです．訓練は失語症の重症度や特徴によって訓練内容や進め方が異なります．また，発症からの時期により，コミュニケーション環境と話し相手は異なります．たとえば，発症直後の急性期では主にベッド上で過ごし，話し相手も家族や医療スタッフのみであったのが，回復期を経て維持期になると，近所の人，友人や同僚，外出先の店員，施設のスタッフや利用者などと広がっていきます．したがって，患者さんの病状や発症からの時期により訓練内容は変わっていきます．

　失語症は周囲からはわかりにくい障害です．言葉の意味を理解できず，誤った言葉や不明瞭な話し方をすることから，認知症や難聴，構音障害（次の項で説明）とよく誤解されます．失語症の症状を正しく理解したうえで適切に接することが重要です．たとえば，過度に大きな声で話しかけたり，「ご・は・ん・を・食・べ・ま・す・か？」のように一音ずつ区切って話しかけたりすることは，接し方としてふさわしくありません．また，もし患者さんが誤った言葉を言った場合，それを指摘して言い直させると，患者さんは話す意欲をなくしてしまいます．患者さんが何を言おうとしているのかを聞き手が推測しながら，「はい」または「いいえ」で答えられる質問をしたり，選択肢を示してどちらかを選んでもらったりするなど，確実にわかる方法でコミュニケーションをとると会話が成立しやすくなります．

　訓練は，患者さんの病前の言語習慣によっても異なります．たとえば，新聞記者や会社の営業職など，普段からかなり専門的で多様な言語習慣のあった人と，近所の人とよく話はするけれど文字を書く機会はほとんどなかった人とでは，目標とする改善状態や訓練で用いる言葉も異なるため，病前の生活を考慮しながら訓練は行われます．

失語症の訓練の実際

（1）重度失語症の訓練

　病前から慣れ親しんでいる自分や家族の名前，挨拶の言葉や母音，数字など，自然に口から出てきやすい言葉を選んで練習します．また，ごく簡単な質問に，「はい」や「いいえ」，指差しなどで答える練習も行います．徐々に言葉が出てきたら，使用頻度が高く言いやすい単語（本，コップ，ごはんなど）の理解と表出を促します．絵，文字，言語聴覚士の口の形，実物を見たり音を耳から聞いたり，ジェスチャーや文字で示したりするなど，さまざまな刺激を複数用いて単語を理解・表出する訓練を行います．

　病室で必要最低限の要求を伝えるために，体調や「トイレ」，「お茶」など写真や絵と文字で示したコミュニケーションシート（図2）を指す練習を行い，実際に病室での使用も促していきます．また，ホワイトボード（図3）にキーワードを書いて示すと患者さんに伝わりやすく，小型のものは病室でも使いやすいので便利です．

（2）中等度失語症の訓練

　単語～短文の理解，表出を目指します．複数の単語や短文カードのなかから目的とするカードを選択する訓練や，文章を聞いたり読んだりして質問に答える訓練，簡単な日記を書く訓練などを行います．

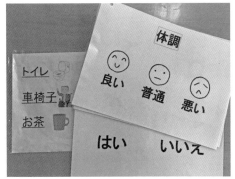
図2 コミュニケーションシート

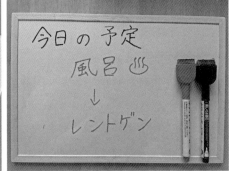
図3 ホワイトボード

　失語症状に考慮すれば日常会話もある程度は成立しますので，訓練室以外でも家族やスタッフ，患者さん同士でできるだけ話をするように促していきます．ときには訓練の一環として，店で買い物をしたり，電車やバスなど公共交通機関を利用することも行います．また，自宅や外出先での代替的なコミュニケーション手段として，会話ノート（図4）を用いて伝えたい言葉を指し示せるように練習をしていきます．

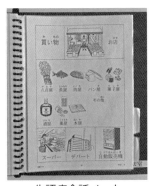
失語症会話ノート
（株式会社エスコアール）

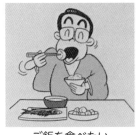
ご飯を食べたい

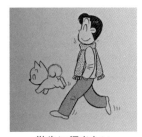
散歩に行きたい

ボイスノート　コミュニケーションを拡げるために
（新興医学出版社）

図4 会話ノート

（3）軽度失語症の訓練

　長い文章や難しい言葉の理解と表出，応用的な言語能力の向上を目指します．単語の用途や情景画などを文章で説明する練習や，文章を読んで内容をまとめたり，日記を書いたり，抽象語や使用頻度の低い単語の理解，表出訓練などを行います．
　復職を考えている患者さんには，個々のコミュニケーション環境や仕事内容にあわせて必要な訓練を行います．

機器を用いた訓練

　最近は仕事や趣味，日常生活でパソコンや携帯電話，スマートフォンなどさまざまな機器を患者さんは使用されています．メール，検索，写真撮影，スケジュール管理などでの機器の利用や，復職後すぐに仕事でパソコンの使用が求められる人も少なくありません．病前の機器の使用状況について情報収集し，障害を考慮しながら，個々

のニーズにあわせてこれらの機器の使用も訓練に取り入れていきます.

　また，言語訓練教材（図5）や言語障害の代替手段としてのアプリや，ダウンロードできるコミュニケーションシートが多くあります．担当の言語聴覚士と相談しながら，これらを訓練や生活のなかに上手に取り入れていくとよいでしょう．無料のアプリや身体障害者手帳により給付金の対象となる機器もあります〔指伝話®（人と人を笑顔で結ぶ有限会社オフィス結アジア），かんたん筆談™（シグラボ），手書き電話UD™（株式会社プラスヴォイス）など〕.

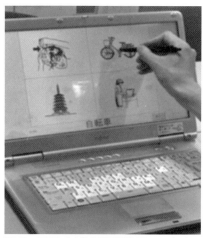

図5　言語くん® 言語訓練用ソフトウェア（シマダ製作所）

退院後の生活

　失語症は比較的長期にわたって改善がみられるといわれています．デイケア，失語症友の会など，入院中から退院後の訓練の場を探しておくことが大切です.

　しかしながら，多くの病院では患者さんの人数に比べて言語聴覚士はまだ不足しているため，言語訓練を受けたくても受けられないという現状もあります.

　失語症の患者さんは，病院での集中的なリハビリテーション期間を過ごしたあと，家庭や地域で生活をします．そのため，退院後の家族の役割は重要です．家族によい話し相手になってもらうことは最善の言語訓練になりますし，何より情緒の安定につながります．家族は大切な人と突然会話ができなくなったことに困惑していると思いますが，家族としての悩みを聞きながら，患者さんの最良の会話パートナーになれるよう，時間をかけて家族指導を行っていくことが大切です.

　最近は，失語症者の社会参加を支援する失語症会話パートナーの要請活動も広がっています.

（池澤真紀）

❷ 構音障害の訓練

脳卒中による構音障害

（1）構音障害へのアプローチ

　構音障害の訓練では，発声，共鳴，構音に大きく分けて考えます.

　発声障害では，呼吸・声量・声質，共鳴障害では鼻咽腔閉鎖，構音障害では発音の正確さに着目します．また，一つの音・単語・文章のどのレベルで異常が生じているのかに着目します．構音障害は，国際障害分類モデルを適用すると整理しやすくなります（図6）．運動障害性構音障害では一つの音に異常があるとき，その背景に筋力

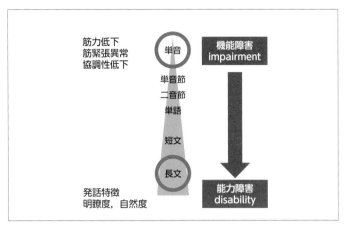

図6　構音障害と国際障害分類モデル

低下，筋緊張異常，協調性低下などの機能障害があると考えます．器質性構音障害では，発声・発語器官の形態異常や欠損などが機能障害にあたります．一方，長文を話すときにみられる異常は，言い換えれば発話明瞭度やプロソディ（発話の速度，抑揚，リズム）などの発話特徴の異常であり，これらは能力障害として捉えます．

　構音訓練は，日常会話や前述の評価法を複数行って障害の症状を分析し，症状の改善に必要な訓練を組み合わせて行います．また，脳卒中による構音障害は，脳のどの部分がどの程度ダメージを受けたかによって異なります．また，年齢，話し方の特徴，生活環境，患者本人と家族のニーズなど，家族からの病前の情報収集も重要です．

　発声や構音に用いる呼吸や発声・発語器官は，飲食物を食べたり飲んだりする際にも使用することから，構音障害のある患者さんは摂食嚥下障害を合併している場合がほとんどです．臨床場面では，構音障害の評価と同時に嚥下障害の評価も行いながら，両者に対して訓練を行っていくことが多いです．

（2）主な構音訓練の方法

・発声訓練

　音源である声の質や量を高めるため，主に理学療法では，体幹の姿勢調整，体幹・頸部の可動域訓練，リラクセーション，呼吸訓練などを行ってよりよく発声するための基盤を整えます．

　言語訓練では，口すぼめ呼吸や腹式呼吸などで息をしっかり吸ったり吐いたりする訓練，机などを押したり引いたりしながら声を出して，よりよい声を出すために声帯を強める pushing 法・pulling 法，発声持続訓練，声の高低，強弱の訓練，さまざまなリズムで声を出す訓練など，実際の発声に対する訓練を行います．

・共鳴の訓練

　軟口蓋を挙上させて，鼻へ呼気が漏れるのを防ぐために，水の入ったペットボトルを吹くソフト

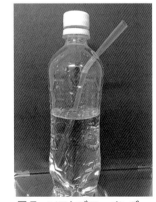

図7　ソフトブローイング訓練

ブローイング訓練（図7）を行います．ペットボトルに穴を開けてストローを挿し，息を吹き込んで水をブクブクと泡立てます．蓋の開閉で圧を変えられるため，吹く力を調節できます．

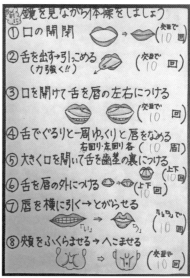

図8　口腔器官の運動訓練

・**構音訓練**

　　口腔器官の運動訓練：口腔器官の麻痺などにより正しく発音できない場合には，鏡や言語聴覚士の口の形を見せながら模倣をさせたり，舌圧子を用いたり，言語聴覚士が徒手的に口唇や舌の動きを介助しながら，可動域や筋力の訓練，筋緊張のコントロールを行い，正しい構えで発音できるように誘導していきます．自主トレーニングとしても積極的に行ってもらいます（図8）．

　　構音の訓練：母音→子音＋母音の単音節→二音節→複数音節，短く発音しやすい単語→音節数が多く発音しづらい単語→短文→長文へと徐々に難易度を上げながら訓練を行っていきます．

　　失調性の構音障害の患者さんなどには自然なプロソディで発話ができるよう，発話速度調整訓練を行います．たとえば，指を折りながら発音するモーラ指折り法，メトロノームを使用した訓練，ペーシングボードを使用した訓練（図9），言語聴覚士が目標とする速度でリズムをつけて文中の語を指し，それにあわせて音読か復唱をするリズミック・キューイング法などがあります．

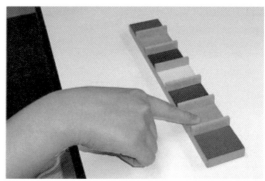

図9　ペーシングボード（インテルナ出版）
言葉を話す際に，モーラや文節などの単位ごとに1つのスロット（仕切られた1つの色）を指で順に触ってポインティングしながら発話します．

神経難病による構音障害

　神経難病の代表的な疾患として，筋萎縮性側索硬化症，脊髄小脳変性症，パーキンソン病などがあり，どの疾患にも運動障害性構音障害を高い確率で合併します．身体

面の運動障害と同様，病期の初期段階の構音障害は軽度ですが，進行に従い構音障害も進行し，病期の後期には発声や構音ができなくなり，音声で意思を伝えられなくなってしまう場合も多くあります．構音障害の進行のスピードや症状は疾患により異なります．（表1）

表1　主な神経難病と言語障害の特徴

疾患	構音障害	構音器官の特徴	発話の特徴	主な訓練方法
筋萎縮性側索硬化症	痙性＋弛緩性	筋力低下 筋萎縮	開鼻声，発話速度低下，発話の途切れ，構音の著明な歪み	構音器官の運動訓練 発声・構音訓練 早期からの代替手段の積極的な使用
脊髄小脳変性症	失調性	失調 協調運動障害	嗄声（気息性，粗ぞう性），断綴性発話，発話の不自然な途切れ，声の高さ・大きさの変動	構音器官の運動訓練 発声・構音訓練 発話速度調整訓練
パーキンソン病	運動低下性	運動範囲低下 不随意運動	嗄声（気息性，無力性），開鼻声，小声，早口，単調な話し方，不自然な発話の途切れ，音の繰り返し，薬の効果による症状の変動	構音器官の運動訓練 発声・構音訓練 発話速度調整訓練 LSVT® LOUD
ハンチントン舞踏病	運動過多性	不随意運動	吸気・呼気のタイミングのずれ，声の高さ・大きさ・構音の不随意の変動	構音器官の運動訓練 発声・構音訓練 発話速度調整訓練

　神経難病と診断された場合，主治医や言語聴覚士による構音障害の評価と，症状にあわせた早期からのリハビリテーションが必要です．

　構音訓練は，構音障害の症状が軽い時期には発話の明瞭性の維持を目標とします．脳卒中による構音訓練とは逆に，進行に従って，長文→短文→単語と単位を短くしながら訓練を行います．また，日常生活でよく使う言葉をリストアップして，その言葉ができるだけ明瞭に言えるように訓練を行います．リストアップした言葉は，さらに病状が進行して発話でのコミュニケーションが困難となった場合に，代替手段のなかに組み入れることができる場合もあるため，早めに作成しておくとよいでしょう．

　音声でコミュニケーションがとれなくなると，文字盤や機器による代替手段を用いてコミュニケーションをとることになります．構音障害が軽度のうちから，先を見越して代替手段を実際に使用する練習をします．自分の声を用いたコミュニケーション機器も開発されています．代替手段は身体機能や生活環境によって使用するものが異なるため，作業療法士が専門的にかかわる場合が多くあります．言語障害の軽い時期から作業療法士，言語聴覚士が協力してかかわっていくことが望ましいです．病気の進行によって，姿勢の保持や呼吸が困難な患者さんには理学療法士が積極的にかかわります．

　神経難病の構音訓練は，一人ひとりの疾患や病期，構音障害の症状にあわせて，多職種のセラピストが協力して訓練を行っていきます．　　　　　　　　　　　　　　　　　（池澤真紀）

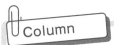

LSVT® LOUD

　LSVT® LOUD（Lee Silverman Voice Treatment® LOUD）とは，米国の Ramig らにより開発されたパーキンソン病患者の発話明瞭度の改善に焦点をあてた訓練法です．複数のRCT を経て，エビデンスレベル I と報告されています．運動学習の定義に従って集中的に治療を行うことで，声量の増加が即時効果だけでなく，2 年後まで継続するといわれています．LSVT® LOUD の適応基準は，①パーキンソン病の方（進行性核上性麻痺でも近年効果が証明されており，脳性麻痺や脳卒中にも効果があるという報告もある），② H&Y 重症度分類 I 〜Ⅲが対象．Ⅳでも適応だが，早期からのほうが効果がある，③声の大きさに問題が強い方，④耳鼻咽喉科的な疾患のない方（声帯結節などは除外基準）となっています．H & Y 重症度分類がⅣでも適応ですが，早期からのほうが効果があります．発話速度や嗄声にも効果はありますが，他の訓練法のほうがよいこともあります．

　LSVT® LOUD は，集中的，意識努力的，継続的に実施し，運動学習させること，発声努力と身体的努力のレベルを自己更生し般化させることが理論背景としてあります．パーキンソン病患者は通常の声の大きさを出しているつもりですが，実際には小さい声であるため，意識して大きく出す必要があります．持続発声，声の高低訓練，フレーズ発声，文章音読や会話訓練が実際訓練として行われます．プログラムは，週 4 回（できれば 4 日連続），1 日 60 分＋自主トレーニング 20 分で，プログラム終了後の自主トレーニングの継続が必須となっています．訓練の実施は，有資格者のみが可能となっています．

（千葉康弘）

舌がん術後の構音障害

　ここでは頭頸部がんのうち，舌がんで手術治療を行ったあとに生じる構音障害の訓練についてふれていきます．舌がん術後の構音障害は器質的構音障害です（第 2 章参照）．つまり，コミュニケーションを構成するピラミッドのうち，声をつくる各器官の問題ということになります．

　声をつくる器官の一つである舌を切除した結果，舌の形態変化により構音障害を生じます．切除範囲が広いほど形態変化も著明となり，舌の運動障害が生じます．残存している舌は形態変化はあるものの神経障害はないため，運動機能は残っていることになります．このため，舌がんの構音訓練は残存舌を含めその他の**口腔器官の運動を最大限に引き出すこと**と，今までの構音動作を少し変化させて**代償構音を習得すること**の二つを中心に行っていくことになります．

（1）残存機能を引き出す訓練

　まず，舌がん術後の口腔内の状況をみてみます（図 10）．舌半切除術後の口腔内を図に示しました．このように，残存舌に移植された遊離大腿筋皮弁が縫合されている状態です．この遊離皮弁は血管再建はされていますが，神経縫合はされないため，随意運動はありません．残存舌に運動がみられても，再建部と縫合されているため運動範囲が制限されることになります．ただ，残存舌が動くと皮弁部は同時に膨隆したり，少しですが前後左右の動きがみられます．再建の範囲が広いほど運動制限は大き

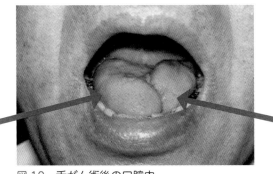

残存舌　　　　　　　　　　　　　　　　　大腿筋皮弁

図10　舌がん術後の口腔内

くなりますが，その運動を最大限に活用することで構音の改善を目指します．

・**口腔器官の運動**：舌以外の口唇，頬，顎をしっかり動かします．治療前より大きく，大げさに動かすように指導するのがポイントです．残存機能をフル活用する訓練です．

・**開口訓練**：治療後開きづらくなることが多くみられます．自身の手で開口する方法や，舌圧子（図11）や開口器を使用して開口範囲を拡大していきます．

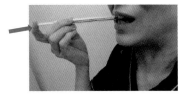
①開口できる範囲で奥歯で舌圧子を噛む．

②噛んだ舌圧子の間に新たに舌圧子を1枚ゆっくり挿入する．

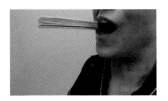
④　①～③を繰り返し，楽に舌圧子が入るようになったら，また1枚追加する．これを繰り返していくと，徐々に開口位が拡大する．一般的には3cm開口が維持されるとよい．

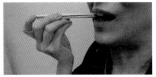
③奥歯まで入れ込み，必要な時間（10～30秒程度が目安）待つ．

図11　舌圧子を使った開口訓練

・**舌の運動訓練**：創部がおちついたら少しずつ舌そのものの運動を促していきます．ポイントは2つです．1つめは，唾液処理がうまくできず，動かそうとすると唾液が先に口腔外へ流れてしまい，うまく運動できないことが多いため，唾液を口腔外へ吐き出すか飲み込んでから運動を行います．2つめは鏡を見ながら動かすことです．再建された部分は感覚がなく，残存舌もはじめはしびれていて，どの程度動いているのか自分ではわからないことが多いです．このため，鏡を見てどの程度残存舌が動いているのかをフィードバックすることで，よりダイナミックな運動を行うことができます．

・**構音点を意識（構音動作の意識化）**：私たちは普段，発音をする際に舌と口唇をどう動かして，どの程度強くあてればよいかなど意識して発音はしていません．無意識の動作なのです．このため，構音訓練ではまずどの音がどことどこをつけて（近づけて）出しているか，どの程度の強さなのかを確認してもらってから練習をすると効果的です．日本語の構音点（第2章図7）にあるように，どの音が口腔内のどの位置で，舌をどのように動かして出しているのかを意識しながら練習すると，イメージがわか

りやすく構音も早く上達します（「た」の構音時の動きを図12に示します）．

・**定期的に構音検査で評価し問題点を抽出**：訓練を進める間，定期的に構音の状態を評価して改善の程度を把握する必要があります．評価方法にはいろいろありますが，たとえば100単音節を記録して何%聞き取れたか，短文や長文を音読してもらい，どの程度聞き取れたかを5段階，もしくは9段階で示すものなどがあります．いずれにしても，訓練開始時，退院前，外来訓練開始時，終了時などポイントになるところで評価を行い，その改善具合を患者さんと共有し，訓練へのモチベーションにつなげていきます．

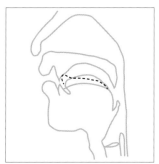

図12　構音の例
「た」の構音時の舌の動きは舌先が上の前歯茎の付近にあたっている．

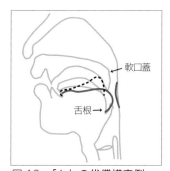

図13　「か」の代償構音例
点線：本来の構音点
太線（赤）：代償構音点

(2) 代償構音を習得する

　舌がんの手術で切除が広く行われると，当然，構音障害も重症化します．訓練を進めても構音しづらい音が残ってしまうことも多々あります．その際に，本来の構音点でない場所，つまり本来の構音点に近い場所を代用して発音をつくる，改善させる方法があります．これを代償構音といいます．具体的には，「か」行の音がでづらくなった場合，舌根と咽頭後壁を接触させる音（痰を出すときに「あ゛ー」という感じの音がでますが）を使って，「か」行の音に似せることができます（図13）．このような代償構音の獲得には少し時間がかかりますが，うまく習得されれば構音の改善につながります．

（安藤牧子）

2. 代替手段を考える

　　何らかの原因で会話をすることが難しくなったとき，誰しもが思い通りに伝えられないもどかしさを感じることでしょう．そこで，自然と身振り手振りを用いて訴えようとしたり，何か具体的な物を使いながら主張することがあると思います．このように，発話だけに頼らないコミュニケーションのとり方を**代替手段**といいます．自らの表現を手助けする代替手段を上手に取り入れていくことで，患者さんがストレスなくコミュニケーションをとれることを目指します．

　　ここでは，代替手段の種類とその具体的手段，その使い方についてふれていきます．

❶ コミュニケーションの代替手段とは

　拡大代替コミュニケーション（Augmentative and Alternative Communication：AAC）とよばれ，その技法は 3 つに分類されます（表 2）．

(1) ノンテク（非エイド）コミュニケーション技法
　テクノロジーが及ばない技法です．表情やジェスチャー，指差し，Yes/No サインがこれに含まれます．
(2) ローテクコミュニケーション技法
　簡単な道具を用いる技法です．筆談や文字盤がこれに含まれます．
(3) ハイテクコミュニケーション技法
　テクノロジーを活用した技法です．スマートフォンやパソコンなどの情報通信技術（information and communication technology：ICT），携帯用会話補助装置や意思伝達装置がこれに含まれます．

表 2　コミュニケーションの代替手段

	具体的手法	道具や工夫の具体例		
ノンテクコミュニケーション技法	表情やジェスチャー			
	指差し			
	読唇			
	Yes/No サイン			
ローテクコミュニケーション技法	筆談	筆具と自助具，筆談ボード，空書や手書き用アプリケーション		
	文字盤	指差し，穴あき，透明，口文字，口述または音声スキャン，メッセージボードまたはコミュニケーションシート		
ハイテクコミュニケーション技法	スマートフォンやタブレットの使用	アクセサリーの工夫	タッチペン，手袋，キーガード，キーボードやマウス，音声入力	
		アクセシビリティの活用	タッチ調整（iPhone, iPad）タッチ設定（Android）	
		スイッチで画面操作	スイッチコントロール（iPhone, iPad），スイッチアクセス（Android），ワンキーマウス	
		アプリケーションの使用	トーキングエイド for iPad，指伝話，Drop Talk	
	パソコンの使用	キーボードの工夫	小型キーボード，スティックの使用，キーガード，オンスクリーンキーボード	
		マウスの工夫	トラックボール，ジョイスティック，リング，ロマウス	
		スイッチ入力で操作	ワンキーマウス，オンスクリーンキーボード	
		アクセシビリティの活用	フィルターキー（windows），スローキー（Mac），視線制御（Windows），スイッチコントロール（Mac）	
	ソフトウェアの使用	ハーティーラダー，オペナビ TT		
	特殊機器	重度障害者用意思伝達装置，携帯用会話補助装置		

❷ 段階的な代替手段の選び方

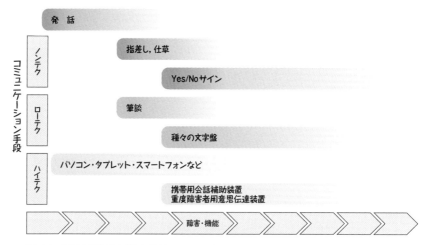

図14　障害の進行と拡大代替コミュニケーション

　図14は障害の進行と拡大代替コミュニケーション別のコミュニケーション手段を表したものです.

　障害・機能の進行とは，コミュニケーション能力が低下することだけでなく，身体機能を含むその他の機能が低下する場合も指します. 数ある代替手段から適した手段を選ぶには，いくつかコツが必要です.

(1) 目的を明確に：いつ，どこで，どんなときに使うのか

　四六時中必要なのか，特定の場面だけで必要なのか，具体的に使いたい目的と場面をイメージすることが代替手段を選ぶ最も大事なポイントとなります. 家に据え置きとしたいのか，どこにでも携帯できるものがよいのか，そばにいる人との会話なのか，遠隔地にいる人へ伝えたいのかなど，目的次第で道具を使い分けることもできます.

(2) 使いやすさはどうか：誰が使うのか，誰に用意してもらうのか，誰と会話するのか

　使う人は患者さん本人ですが，その相手は誰でしょうか. 家族との会話と介護職との会話では話題も違い，相手の能力によって疎通のしやすさは異なります. シンプルな使い方のほうが好まれるのか，細かいことまで伝える必要があるのかにより，道具の特質を選ぶことになるでしょう. また，物の準備をお願いするときに簡単に用意してもらいやすいかどうかも受け入れられやすいポイントになります.

(3) 身体機能も考慮する：代替手段を使うには体のどこを利用するのか

　当然ですが，その道具を利用するには体のどこかを動かさなくてはなりません. 手や指を使うことが一般的ですが，身体の機能が悪くなる場合には手足のわずかな力を利用したり，顔面の微細な力を利用することもあります. コミュニケーションをとるうえで，体のどの部分を簡単に使えるのかを評価することが大事ですし，それを実現できるための体の姿勢や環境を整えることも必要です.

（4）併用を念頭に：都合よく " いいとこどり " をしましょう

　一つの物だけに固執せず，時と場所を選んだ使い分けや，患者さんの希望や環境に応じて複数の手段を併用する目線も大事です．当然，代替手段だけに偏らず，発話と併用できることも考えたいものです．身体の機能の変化に伴って段階的に代替手段を変えていくことも必要です．

（5）どこで誰が決めるのか：患者さんや家族などの使い心地を優先に

　患者さんの障害の特徴や代替手段への適応について考えながら，支援者は情報提供を行います．自分で情報を得る場合もありますが，主には知識をもつ作業療法士や言語聴覚士，あるいは理学療法士が評価を行いながら代替手段の提案を行うことが多いでしょう．病院や訪問リハビリテーションで相談ができるほか，難病やがんなど，専門的な対応が必要な場合は各都道府県の難病支援センターや患者会など相談できる施設を紹介するとよいでしょう．特に，補装具として申請する際は更生相談所の判定が必要なため，市区町村への申請が必要です．

（6）獲得には時間差がある：訓練して獲得できることもある

　物を用意すれば誰でもすぐに実践できるものもあれば，それを使いこなすのに訓練が必要な場合もあります．代替手段の適応では評価を兼ねてリハビリテーションでの訓練を行い，選定したのちに使用のための練習を行うことが前提となることも多いです．

　このように，ときには専門家と相談しながら最適な手段を選び更新していきます．使用するのはあくまでも患者さんとそのお相手なので，ご本人の主観的な意見を大切にしましょう．

（勝沢香織，和田彩子）

❸ 具体的な手段の特徴

　ここからは，拡大代替コミュニケーション（AAC）の技法に分けた具体的な手段の特徴を解説していきます．

　どんな疾患で使えるのかを「脳卒中：㊞」，「神経難病：㊞」，「がん：㊞」で表します．また，身体の機能に配慮が必要な場合を身で表します．

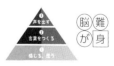

ノンテク（非エイド）コミュニケーション

　身体の動きを使って意図を伝える方法です．

　人の感情や思考は言葉以外からも伝わります．たとえば表情や態度だけでも相手がどのような気分でいるのか，何となく感じ取れるものです．マジョリー・F・ヴァーガスはその著書で「どのような人間社会においても " ことばならざることば " が，ことば以上に強力に意思や感情を伝達している」と述べています．

　コミュニケーションというと言葉が先立ちますが，患者さんが感情やその人らしさを伝えられる状態にあるかどうか，非言語情報をどう汲み取るかという視点は大切です．

(1) 指差し

喉が渇いたときに，"喉"や"飲み物"を指す，寒いときに"窓"や"エアコン"を指すなど，指差しは何を求めているのかを伝えるわかりやすい方法です（図15）．レーザーポインターを使うと，手元の操作で広い範囲を指し示すことができます．

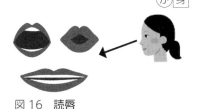

図15　指差し

(2) 読唇

口の動きを見て言葉を予測します（図16）．話の背景や，答えの予測がある程度可能な状況であれば読み取りやすく，対話の一部で使うことができる方法です．

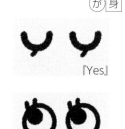

図16　読唇

(3) Yes/No サイン

"うなずき"や"首振り"など共通認識としてある「はい・いいえ」の動作が難しくなったときに，動かしやすい体の部位を使って新たな共通のサインをつくります．眼球運動機能が比較的保たれる ALS では，"まばたき"を「はい」，"上をみたら"「いいえ」など，目が主に使われています（図17）．とても単純なことのようで，この「サイン」を読み取るということが意思疎通を叶える大切な手段となります．

『Yes』

『No』

図17　Yes・No サイン

ローテクコミュニケーション

身近にある簡単な道具を用いてコミュニケーションのサポートをする方法です．

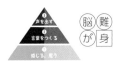

(1) 筆談

文字を書いて会話をすることを筆談といい，道具を用いた最も簡単で心理的にも受け入れやすい手段です．筆談にも機能に応じた補助手段があります．「疲れて書けなくなった」，「だんだん力が入らなくなってきた」などの訴えがあったときには，次の方法を試してみてください．

▶筆具の工夫　身

筆具の自助具にはさまざまな種類があります．たとえばスプーンなどにも使用される太柄スポンジは，筆具を持ちやすく，また手から逃れにくくします．すべり止めシートを切って巻くだけでも同様の効果が得られます．

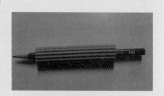

▶電子メモ帳，簡易筆談器　身

紙と筆具を用いるよりも弱い筆圧で文字を書くことができます（ブギーボード™，かきポンくん®）．

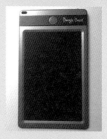

▶空書　身

手指や足で文字を書きます．スマートフォンやタブレットの「筆談アプリ」は画面に触れて文字を書くことができます．

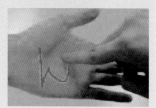

脳 難 身

(2) 文字盤

文字を「書く」ことが難しい場合，**文字を「示す」**手段として文字盤があります．一口に文字盤といっても方法はさまざまですが，そばにいる人へ言葉を伝える**対面のコミュニケーション手段**であることは共通しています．身体機能に合わせて選び，機能の変化があれば方法を変え（指差し文字盤から透明文字盤，口文字盤など），相手や状況にあわせて併用することができます（透明文字盤と口文字盤，透明文字盤とコミュニケーションボードなど）．日常的なコミュニケーションを支える大切な手段ですが，患者さんだけでなく読み手の技量も要し，習得のためには一緒に練習することも大切です．

脳 難 身

▶指差し文字盤

50音文字を指し示して言葉を綴ります．手を動かせる範囲や使いやすさに合わせて**大きさを変え**，文字の見やすさや**文字以外の挿入（よく使う言葉やメッセージを表す絵）**など，患者さんの使いやすさを考えて作ります．

わ	ら	や	ま	は	な	た	さ	か	あ
を	り	ゆ	み	ひ	に	ち	し	き	い
ん	る	よ	む	ふ	ぬ	つ	す	く	う
○	れ	゛	め	へ	ね	て	せ	け	え
×	ろ	゜	も	ほ	の	と	そ	こ	お
9	8	7	6	5	4	3	2	1	0

▶穴あき文字盤

失調など不随意運動によってどこを示しているかわからないときに，**文字盤に縁や穴**をつくると指が引っかかり文字を示しやすくなります．どうすればその患者さんが使いやすいか，大きさや重さ，文字のサイズ，穴の大きさや深さを考えます．可動域を補うためストローなどを持って示される方もいます．また，フィンガーボード® など製品化されているものもあります．

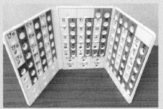

折り畳めるので携帯に便利．指で押さえても文字が見えます．

▶透明文字盤

指差し文字盤に手が届かなくなったときは，**目の動きで文字を示す手段**を考えます．文字盤を挟んで患者さんと対面に立ち，患者さんが該当する文字や箇所を見つめ，読み手がその**視線**の先にある文字や言葉を読み取るため，透明の盤を用います．

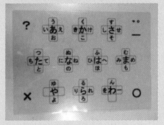

メッセージ盤
よく使う依頼を透明文字盤にまとめています．これは大項目を目線で読み，下記の小項目はサインで確認します．

フリック式文字盤
50 音表をフリック式に変えたものです．患者さんが「あ行」を見ていたら，読み手が「あいうえお」と文字を順に尋ね，患者さんのサインで文字を読み取ります．

〈使い方〉

① 始める前に大切なこと

・患者さんが見やすい盤の距離を，サインで教えてもらいます．

・互いに同じ文字を見つめて，読み手は患者さんと「目が合っている状態」を確認します．

・正解なら次の文字に進む，不正解なら表情を変えたり瞬きをするなどサインを決めておきます．

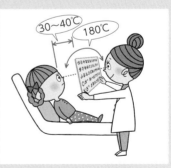

顔と盤は水平に．互いの頭は動かさず，**盤だけ動かします**．

② 読んでみましょう

・患者さんが特定の文字を見つめます．読み手は文字盤を動かして患者さんの目を，自分の目の前に連れてきます．目が合った文字を読んで正否を確認します．

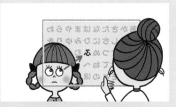

〈目線を読むポイント〉

①読むときに意識すること

読み手は焦点を盤に合わせず，患者さんの目に合わせます．患者さんの目を連れてくることに集中してください．

②先読みしないこと

ある程度言いたいことの予測がたっても患者さんの動きを止めず，読み手も集中を途切れさせないことが大切です．

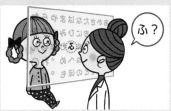

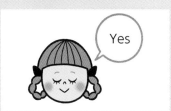

▶ 口文字盤

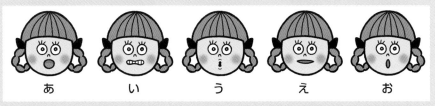

① 患者さんが，母音「あいうえお」のうち，どの口の形をして，言いたい文字がどの列にあるか伝えます．

② 読み手は患者さんから示された母音の文字列を読み上げます．たとえば患者さんが「あ」の口の形をしていれば，読み手は「あかさたなはまやらわ」を言います．

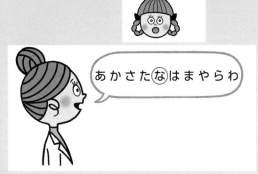

③ 患者さんは該当する文字でサインを示します．Yes と No サインのほかに濁点や半濁点のサインも決めておきます．たとえば濁点は瞬き 2 回，半濁点は瞬き 3 回などです．

▶口述文字盤または音声スキャン法

① 読み手が「あかさたなはまやらわ」を言い，患者さんは該当する文字がある行でサインを示します．
② 読み手は示された行を言います．たとえば患者さんが「さ」行でサインを示していたら，読み手は「さしすせそ」を言います．
③ 患者さんは該当する文字でサインを示します．

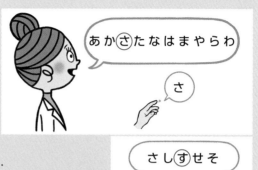

▶メッセージボードまたはコミュニケーションシート

たとえば苦痛を伴うとき，吸引や体位交換などを一文字ずつ伝えるのは大変なことです．**よく使う依頼内容**を挙げて分類し，読み手が内容や記号を読み上げて，患者さんが該当する箇所をサインで教えます．内容は本人，家族，ケアにかかわるスタッフらと考え，皆が使い方を知っていることが大切です．
失語症の方にも絵や写真を混ぜて**難度を調整し利用**することができます．

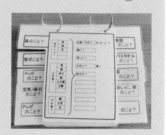

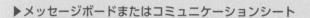

ハイテクコミュニケーション

ハイテクコミュニケーションとは，ICT を用いた代替手段です．
コミュニケーションの意味は「社会生活を営む人間の間で行う知覚・感情・思考の伝達．言語，記号その他，視覚・聴覚に訴える各種のものを媒介とする」とされます．スマートフォンやタブレット，パソコンはそこにいながらにして離れた場所にいる人とつながることができるコミュニケーション手段です．機能も充実し便利な一方で，使用するためには操作手順の理解と習得が必要であり，**利用者の意志，意欲**が大きく影響する道具でもあります．

> **▶まずは姿勢から**
>
> 身
>
> まずは姿勢を整えることから始めましょう．身体に障害を併せもつ患者さんにとって，快適に作業を継続するために必要な準備です．
> 手や腕を動かすことは他の身体部位に大きく作用されます．頭頸部を安定させるヘッドレストや，腕の重さを除くアームレストなど，患者さんが楽と感じられる姿勢を探ります．姿勢は手や腕の操作だけでなく呼吸や耐久性へも影響し，機器の使用をより安楽にします．

（1）スマートフォンやタブレットを使いたい

脳 難
が 身

電子機器の普及により，スマートフォンやタブレット，パソコンを使われる方が増えました．すでに手持ちの機器を利用してコミュニケーションの幅を広げることができます．一方で，身体機能の変化により機器の操作自体が難しくなってくることもありますが，工夫次第では手持ちの機器の使用が継続できることが強みとなります．当たり前にできていたことがそうではなくなる喪失感のなかで，日常的に使っていたものを使い続けられることは自信にもつながります．

身体機能の変化によってタップやスワイプ，スクロールなどの画面操作が難しくなったときには以下の方法を試してみてください．
工夫の仕方としては，①画面操作をしやすくするための工夫，②スイッチを使って操作するなどがあります．

＜アクセサリーを工夫してスマートフォン・タブレットを操作する＞

難 身

▶タッチペン（スタイラスペン）
指でタップしても反応しにくいときや，指先以外の場所も触れて誤作動になるときなど，柄が付いた導電性ペンを使うと操作が楽になる場合があります．

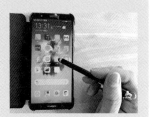

▶手袋
指先以外の場所も触れて誤作動になるとき，指先だけ切った手袋をはめて操作すると画面に手が置かれても反応しにくくなります．

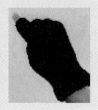

▶タブレット用のキーガード

不随意運動で意図したところをタップできないとき，パソコンのようにキーガードを使うと穴に指が引っかかりタップがしやすくなります．

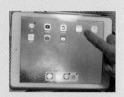

▶キーボードやマウス

キーボードやマウスが使えます．小型のキーボードやトラックボールマウスなど手元の動きで操作できるものもあります．

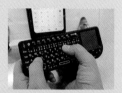

▶音声入力

音声認識の精度は高くなっています．iPhone の「Hey Siri」や Android の「OK Google」をはじめ，音声入力のアプリもあります．

＜アクセシビリティの活用＞　(難) [身]

▶タッチ調整またはタッチ設定

　不随意運動で誤入力が多いとき，タッチ調整（iPhone・iPad アクセシビリティ）やタッチ設定（android ユーザー補助）で，タップが認識されるまでの時間の長さを調整することや，繰り返しのタッチや意図しないタッチによる誤入力を減らせることがあります．

＜スイッチ入力が画面操作の代わりとなってスマートフォン・タブレットを操作する＞
(難) [身]

　画面操作による直接入力が困難な場合，本体へ接続したスイッチを押すことで本体の操作を行います．

　スイッチ操作には，その OS に対応されたスイッチインターフェイスが必要です．スイッチをスイッチインターフェイスに接続し，機器本体の設定をするとすべての操作がスイッチで可能になります．（基本的なスイッチ操作については P57 参照）．

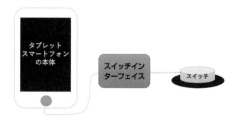

表 3　スイッチインターフェイスの例

商品名	なんでもワイヤレス™	変わる君™	でき iPad2.™
対応 OS	iPhone・iPad, Android, Windows	iPhone・iPad, Android, Mac, Windows	iPhone・iPad, Android, Mac, Windows
接続方法	Bluetooth	USB	Bluetooth
スイッチ接続数	5	2	4

※ Windows を上記スイッチインターフェースとスイッチで操作しようとする場合，対応ソフトウェアが必要です．

▶ **iPhone，iPad をスイッチで**

　iPhone，iPad に対応のスイッチインターフェースとスイッチを接続したあと，本体の設定をします．

1．「設定」→「アクセシビリティ」→「スイッチコントロール」→「スイッチ」
　　→「新しいスイッチを追加」→「外部」を選択．
2．スイッチを作動し，「項目を選択」にてアクションをスイッチに割り当てる．
3．スイッチコントロールを ON にし，操作を開始する．

ワンキーマウス ™

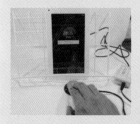

USB ホスト機能を有する機種に使用できます．
本体の設定は必要なく，この機器を介して本体とスイッチを接続すると画面上にポインタが現れます．もとの設定ではスイッチ短押しでポインタが自動的に「**移動**」，押すごとにポインタが方向を変え長押しで「**停止**」，再度長押しで「**決定**」します．
Android，iPhone，iPad（iOS13 以降）対応．他にも Windows と Mac パソコンで使えます．

（2）パソコンを使いたい

㊉脳　㊉難　㊉が　㊉身

　パソコンは個人の通信用だけでなく仕事にも活用され，社会的参加のためにも重要な機器です．
　身体機能の障害によりキーボードやマウス，タッチパッドの操作が難しくなったときは以下の方法を試してみてください．

＜キーボード操作が難しいとき＞　　㊟難 身

▶キーに手が届かないとき

「小型キーボード」

腕を動かさずにキー全体に指が届く小型のキーボードがあります．

キーが重くて押しにくいときは，キーストローク（押し込みの深さ）が浅く打鍵が軽いものを試してください．

▶キーに手が届かないとき

「スティック」

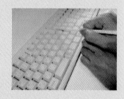

スティックで押す方法があります．スティックが滑らないよう持ち手にすべり止めや，先端には摩擦の大きいゴムなどを付ける工夫もできます．

マウスピースの付いたスティックを口にくわえてキーボードを操作する方法もあります．

▶不随意運動があって誤入力になってしまうとき

「キーガード」

キーボードにカバーを付けて，意図せずキーを押し込むことを防ぎます．

「フィルターキー」，「スローキー」（後述）

▶マウスやタッチパッドでキーボード操作ができる

「オンスクリーンキーボード」（後述）

コンピュータアクセシビリティ機能の一つ．

＜マウス操作が難しいとき＞　　㊟難 身

マウスにもいろいろな種類があります．

＜トラックボールマウス＞　　＜ジョイスティックマウス＞　　＜リングマウス＞　　＜口マウス＞

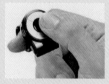

ボールを指先で転がすとポインタが動きます．

レバー操作でポインタを動かします．顎で操作ができるものもあります．

指先の動きでポインタが動きます．

口や顎，手で先端部を操作してポインタを動かします．先端部を押し込むとクリック操作ができます．

＜コンピュータアクセシビリティとは＞　　㊟難 身

アクセシビリティとは近づきやすさ，利用しやすさを意味します．コンピュータアクセシビリティは，高齢者や障害者を含む多くの人々が不自由なく情報を得るための

機能でパソコン（Windows または Mac アクセシビリティ），スマートフォン・タブレット（iPhone・iPad アクセシビリティまたは Android ユーザー補助）に備わっているものです．「こうだったら使いやすくなる」というさまざまな機能が，設定すればどんな機種でも使えます．

　たとえば，不随意運動があってキーボード操作を誤入力してしまうときは，「フィルターキー」（Windows），「スローキー」（Mac）の機能を利用して速いキーボード操作や繰り返しのキーボード操作を無効にして，誤入力を防ぎます．また，「オンスクリーンキーボード」は，設定すれば画面上にキーボードが表示され、マウスやタッチパッド、スイッチなどで文字入力ができます．

パソコン操作を助ける上肢装具　㊁ 身

上肢に装着する装具です．腕を一定の位置で支え，肩や肘の動きを補助するのでキーボードやマウス操作に有効です．

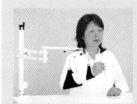

ポータブルスプリングバランサー™(portable spring balancer：PSB)
スプリングを利用して上肢を支持し，腕を伸ばしたり肘を曲げる動きを助ける装具です．スプリングの張力調整で筋力に合わせて支持性を変えられます．固定具で机や台，車椅子へ設置できます．

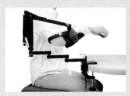

上肢装具 MOMO™
PSB 同様，上肢を支持してリーチや肘を曲げる動きを助ける装具で，筋力に合わせて支持性を変えられます．一人での装脱着が可能ですが，機能によります．固定具で机や台，車椅子への設置ほか自立スタンドがあります．
※２点とも**補装具給付**の対象となっています．各販売店に確認ください．

（3）スイッチの選び方（適合）　㊁ 身

　日常生活動作が難しくなった身体のわずかな動きであっても，スマートフォン，タブレット，パソコンなど機器の操作を可能にする入力装置がスイッチです．

　スイッチの選び方（適合）は，①身体のどの部分を使うのか，②何の動力を利用するのか（機器の選び方）を検討することです．患者さんの身体機能，病態の特性（進行具合），機器の使用目的と特性，スイッチの特性，介助者への配慮などさまざまな視点が評価を進めます．

<どこで操作する？>

　スイッチは多種類あり，手だけで
なく足や顔など身体のさまざまな部
分で操作ができます．意図したとき
に動かせる，繰り返し動かせる部分
をまずは探してみてください．

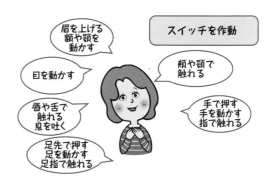

<どのスイッチを使う？　スイッチの種類と特徴>

スイッチの**入力方式**と**作動圧**，**形状**によって，身体に合った機器を選びます．

　進行性の神経難病では障害進行の予後予測も重要で，同じスイッチを同じ方法で
ずっと使い続けることは困難な場合があります．常に動作の評価と予後予測をしなが
ら，同じスイッチを違う動作や部位で入力する方法の工夫をしたり，スイッチ自体を
変更することをタイミングよく検討していくことが大切です．

▶接点式入力装置			
電気やリモコンのスイッチと同じ，**押して操作する**スイッチです．			
名称	簡易スイッチ	・ビッグスイッチ™ ・ジェリービーンス 　イッチ™ ・スペックスイッチ™	フットスイッチ™
作動圧	50 〜 75 g	50 〜 120 g	200 〜 300 g
操作部位	指，手掌，腕	指，手掌，腕，足	手掌，腕，足

▶帯電式入力装置

静電気に反応. スマートフォンのように触れて操作するスイッチです.

	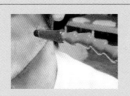	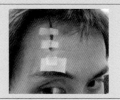
名称	ポイントタッチスイッチ™	ピンタッチスイッチ™
操作部位	頬, 口唇, 顎, 指	額, 頬, 指

▶筋電式入力装置

筋肉の収縮時に発生する筋電に反応. 力を入れることで操作するスイッチです.
目に見える動きがなくても操作が可能ですが, 意図したときに力を入れられ, その感覚を本人が得られる筋への装着が必要です.

	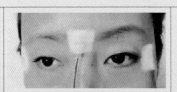		
名称	EOG センサー™	PAL スイッチ™	テンプラースイッチ™
操作部位	目	腕, 足, 顎	額

	▶光電式入力装置	▶呼気(吸気)式入力装置
	反射する光の強さに反応. 光に身体部位を近づけて操作するスイッチです.	呼気または吸気圧に反応. 息を吹いたり吸ったりして操作するスイッチです.
	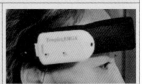	
名称	ファイバースイッチ™	ブレスマイクスイッチ™
操作部位	額, 眉, 頬, 唇, 舌, 指	呼気

	▶圧電素子式入力装置	▶空気圧式入力装置
	圧電（ピエゾ）素子が**たわみ**発生した**電圧**に反応．ピエゾ貼付部を動かして操作するスイッチです． 長押しができないため，この操作を含む機器使用には短押しに設定変更可能か確認が必要です．	エアバッグの**空気圧**に反応．重さをかけて操作するスイッチです． ピエゾと同様，長押し操作はできません．
	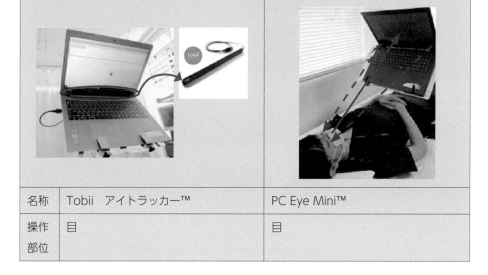	
名称	ピエゾニューマティックセンサスイッチ（PPS スイッチ）™	
操作部位	額，頬，指，首	指，手掌，腕，足

	▶視線検出式入力装置
	赤外線を使い，**角膜反射と瞳孔の位置で視線を検出**します． 視線入力は誰もが簡単に使える手段ではありません．他の入力装置と同様，目的に適った入力操作が可能かを試す必要があります．「姿勢」と「画面の位置」，「照明や採光」に配慮しましょう． 意思伝達装置で使用する場合は，どの視線入力装置が使えるのかを確認してください．

名称	Tobii　アイトラッカー™	PC Eye Mini™
操作部位	目	目

＜スイッチ選択で考える手順＞

①目的を整理する

1．何の機器を**操作**しますか？

▶ 使う機器によって「短押し・長押し・連打・タイミングに合わせる必要／不要」と求められる操作は変わります．

2．どんな**姿勢**で使いますか？

▶ 姿勢で身体の動きは変わります．もし姿勢が安定していない場合は，環境に合わせて良肢位に整えることが，操作性向上と2次障害予防のために必要です．

3．**どこ**で使いますか？

▶ 車椅子，ベッド，リビングの椅子など．スイッチ設置を考えるときに必要な情報です．

②スイッチを選択する

1．**身体**のどの部位で操作しますか？

▶ 操作する姿勢をとります．

▶ 意図したときに動かせる「身体部位」と「運動方向」を探します．

2．どの**スイッチ**を使いますか？

▶ 身体部位と動きに合わせて，スイッチを選びます．

▶ 目的に適った操作が可能か，患者さんに負担はないか確認します．

▶ 誤入力の有無（入力したままになる，二度打ちするなど）も評価します．

③いざデモンストレーション

▶ 実際に使う環境でどのように設置するか確認します．

▶ 普段かかわる方がセッティングできるように配慮します．

▶ 体位変換しても操作性が変わらないか確認します．

▶ 操作時間を徐々に延長し，訓練場面だけでなく生活場面においても不具合がないか確認します．

④導入

▶ 介助者が体位のポジショニングやスイッチ，機器のセッティングを習得できたら，いざ実生活に導入します．その後も適宜再評価し，不具合が生じたら再検討を繰り返します．

＜基本的なスイッチ操作の考え方＞

スイッチ操作は，スイッチの押し方（短押し・長押しまたは押す数）と使うスイッチの数により，タップやスクロール操作など画面操作の代わりを実現する多様な操作が可能となります．ここでは1個または2個のスイッチでできる操作方法を示します．

主にアイコンや文字を**選択**することが操作につながります．

＜スイッチの操作方法＞

スイッチ1個で操作する	スイッチ2個で操作する	視線で操作する
オートスキャン	ステップスキャン	視線入力
画面に表記された文字や単語が，一定時間間隔で自動的に点灯するなかから，入力したい文字や単語が点灯したときに，スイッチを操作することで選択される方法．	画面に表記された文字や単語が点灯し，1つ目のスイッチ操作で入力したい文字や単語まで点灯箇所を移動させ，2つ目のスイッチ操作で選択する方法．	見ている部分が点灯．入力したい文字や単語を一定時間見つめることで選択する．または見ている部分が点灯したときに，スイッチで選択する方法があります．
タイミングを合わせるコツは点灯部分を目で追わずに，入力したい文字だけを見て点灯したときにスイッチ操作することです．	オートスキャンと違い「待たずに操作できる」のは精神的に安楽な操作方法といえるかもしれません．	「誰でも楽に」できる手段ではありません．体に負担のない姿勢や環境への配慮が必要です．

(4) 重度障害者用意思伝達装置　　　　　　　　　　　　難 身

　重度障害者用意思伝達装置は，重度の音声・言語障害により意思の伝達が困難な方で，重度の身体機能障害を併せもつ方向けに作られた機器です．2つの種類があり，1つはスイッチ入力で文字またはシンボルなどの選択ができる文字等走査入力方式，もう1つは生体現象（脳波や脳の血液量など）で「はい・いいえ」を判定する生体現象方式です．機器が必要と判定される場合，スイッチや固定台など周辺機器と合わせ**補装具給付の対象**となります．ただし対象となる機器は**自治体によって違いがあるため，確認が必要**です．

＜文字等走査入力方式意思伝達装置の主な機能＞

すべての機器に備わっている			一部の機器に備わっている		
意思伝達機能	呼び鈴	環境制御機能	メール機能	Windows操作	自分の声を使う
意思や感情を伝えるための文字やメッセージ，シンボルなどの出力機能	音や光で離れた場所にいる人を呼ぶ機能	テレビやエアコンなど赤外線リモコンを有する機器を操作する機能	メールの作成や送受信機能	インターネットなど，PCソフトウェアの操作機能	音声合成した自分の声で，音声出力する機能

▶文字等走査入力方式意思伝達装置

伝の心®	ＴＣスキャン™	OriHime eye®
文章作成，DVD操作，Windows操作，メールやLINEの送受信など多機能．オプションで視線入力や音声合成で自分の声を出力することができる．	Windows操作，メール送受信など多機能．2スイッチ接続と視線入力が可能．	Windows操作，メール機能，分身ロボット操作など多機能．音声合成で自分の声を出力することができる．

他に，下記の製品も販売されています．
・miyasuku EyeConSW®
・マイトビー™
・話想™
・eeyes®
・ファインチャット™
　※生産終了されたレッツチャット® の代替品として新たに発売されました．

▶生体現象方式意思伝達装置

新心語り™	マクトス®	Cyin®
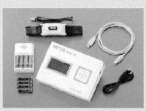	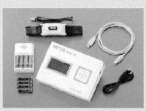	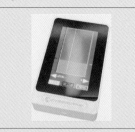
筋活動によるスイッチ操作ができない人に向けて，脳内血流量の変化で「はい」，「いいえ」を判定します．	眼球や筋肉が動きにくい方に向けて，脳波，眼電信号，筋電信号を利用して電子機器を操作します．	脳から筋肉に送られる微弱な生体信号を検出して「はい」，「いいえ」の判定だけでなく，意思伝達装置の入力装置としても使用可能です．

▶意思伝達装置と同等の機能を有するソフトウェア

オペレートナビ TT™	ハーティーラダー™
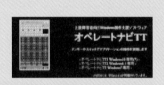	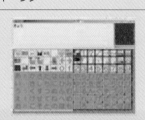
自分のパソコンを使いたい方，Windows 操作がしたい方に適しています．自治体によっては日常生活用具または特例補装具の給付対象になります．	専用文字盤を使って文章またはメール作成や，Windows 操作がスイッチ入力でできます．ほか視線入力用ソフトウェア HartyAi，自分の声で文章を音声出力することができる MyVoice．すべてフリーソフトです．

▶意思伝達装置と一緒に申請できるもの

環境制御装置
赤外線リモコンを捜査できる外部装置．TV や DVD などを操作したい方へ．使えない本体もあります．

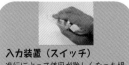

入力装置（スイッチ）
進行によって使用が難しくなった場合，再申請ができます．ずっと使えることよりも，いま使いやすい入力装置を選び段階的に変えていくことが大切です．

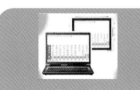

本体
それぞれに特徴がありニーズに合わせて選択肢も変わります．
見て試して自分に合った機器を選ぶ機会を提供することが大切です．

呼び出しリモコン（呼び鈴）
本体から操作できますが，夜間などは直接スイッチを接続して作動可．同じ建物内なら，1 階と 2 階で離れていても子機で知らせてくれます．

固定台
高さや角度を変えられ，横たわりながら意思伝達装置を使うこともできます．

(5) 携帯用会話補助装置　　　　　　　　　　　　　　　　難　身

　VOCA (Voice Output Communication Aid)「音声を出力するコミュニケーションのための機器」．会話に特化され，携帯可能な大きさで外出時も使用可．複雑な操作を要さず，文字キーに触れて直接入力できます．スイッチ入力ができる機器もあります．

　他の，文字盤に代表される対面コミュニケーション手段と違い，聞き手が他に目を向けていても別のことをしていても音声で言葉を伝えることが叶います．

▶ペチャラ™

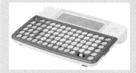

Voice Output Communication Aid：VOCA「音声を出力するコミュニケーション機器」の一つ．文字盤のキーを押して文字を入力．文章を作成し，音声出力できます．**キーガード**が付いているので振戦など不随意運動がある方に適しています．

▶トーキングエイド for iPad™

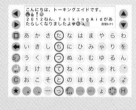 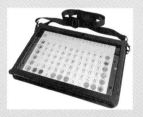

文字と絵文字を使った文章作成と音声出力，メール送受信可．ワイヤレススイッチインターフェース接続でオートスキャン，ステップスキャンなどのスイッチ操作も可能．トーキングエイドプラスはトーキングエイド専用機，プロテクトケースとキーガードがつきます．

▶指伝話®

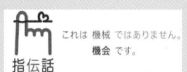 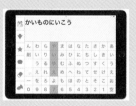

登録した文章を音声で伝える「指伝話プラス」，メッセージカードを写真やイラストと一緒に音声で伝える「指伝話メモリ」，文字盤タイプの「指伝話文字盤」など．iOS スイッチコントロールとスイッチインターフェース接続で 1 スイッチ操作も可能．

「**日常生活用具給付**の携帯用会話補助装置」として，**公費給付**が受けられる可能性があります．

（勝沢香織）

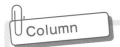

コミュニケーション支援の変遷

コミュニケーション支援の背景の一つに「自己決定」の考え方があります．リハビリテーションでは日常生活動作（ADL）の自立が大きな目標とされていることもあり，着替えができる，食事ができるなど，動作や行為そのものが実施できることが重視されていました．しかし，QOL の観点からすると，これは自身で選択したものではなく，準備されたことに対して動作や行為が実行できるということに過ぎません．そこで，対象者が自ら選択することの重要性が考えられるようになってきました．

では，神経筋疾患やがん，中枢性麻痺などによる重度の障害をもった方とのコミュニケーションはどのように図るのでしょうか．この課題に対して生まれた考え方が拡大代替コミュニケーション（Augmentative and Alterative Communication：AAC）です．AAC とは簡単に言えば，機能障害および能力障害を補償する臨床活動を指し，患者個人のすべてのコミュニケーションを活用します．それには残存する発声，会話機能，ジェスチャー，サイン，エイドを使ったコミュニケーションが含まれます．

わが国でのハイテクツールは，1970 年代から開発，販売が開始されていますが，ほとんど資料もなく詳細が不明です．その後，1980 年代にはトーキングエイド®，1997 年に伝の心®，2000 年代にレッツチャット® など現在も使用されている機器が開発販売されてきました．トーキングエイド® は 50 音を中心にキーを押すことで文字が入力され，読み上げまで実施可能な機器です．現在は ipad のアプリとしても使用が可能となっています．伝の心® は意思伝達装置の代名詞ともいえる機器かと思います．オートスキャン方式で項目や文字をスイッチ操作で選択し，言葉の表出やメールが可能です．また，環境制御装置の利用で家電の操作まで実施ができます．最近のバージョンでは LINE も使用が可能になるなど時代の変化に合わせて使用できる幅も広がっています．

そして近年，意思伝達装置の可能性を大きく広げる機器として視線入力の機器が増加しています．マイトビー™ を皮切りに，miyasuku EyeConsw®，OriHime eye®（いずれもスイッチ操作も可），フリーソフトでもあるハーティラダー™ など視線で操作可能な機器が増加してきています．先に挙げた伝の心® も視線入力が可能となってきており，用途に合わせた機器選択の幅が広がってきています．ちなみに視線入力機器はそもそも海外でゲーム用のツールとして開発されたもので，わが国では意思伝達装置に応用されるようになった経緯があります．その他，タブレットやスマートフォンの普及により専用アプリとスイッチを利用した操作可能な機器もあります．視線で操作可能なものとしては JINS MEME®，スイッチ操作では指伝話などが挙げられます．また，身体の動きがほとんどなくても使用できる機器として生体電位信号を利用したこころかさね™ や Cyin® など多種多様な機器が登場してきています．

1980年代	90年～2000年代	2008年～	2010年代～	現在～
入力式	オートスキャン式	視線入力	スマートフォン タブレット	生体電位信号
トーキング エイド®	伝の心® レッツチャット®	マイトビー™ miyasuku EyeConSW® OriHime eye®	指伝話® JINS MEME®	こころかさね™ Cyin®
		Tobii eye tracker	JINS MEME	

　選択肢が増えることは利用する方にとってはとても重要です．一方で，選択する支援者にもある程度機器の理解が必要になり，これらを利用する際に重要であるのが適合になります．適合とは，簡単に言えば，利用者に合った機器やスイッチを選択する過程をいいます．使用の目的と場所，利用者の病態の特徴，進行過程での予後予測，使用機器の特徴，スイッチの特徴，利用者の身体および精神機能など多岐にわたる評価を行い，機器やスイッチを選定していくことが重要になります．テクノロジーが発達し，新たな機器が次々誕生していく今だからこそ，しっかりとその機器を理解しようとする力が求められるのだと思います．そして，忘れてはいけないのはノンテクやローテクツールも併用しておくことです．災害など機器が使用できなくなる環境も想定してツールを選択しておくことも，利用者にとっては意思を伝えるうえで大切です．

　今後ますます ICT は発展していくことと思います．我々支援者もアンテナを張り，情報を収集しつつ学習しながら支援を進めていくことが求められます．

（太樂幸貴）

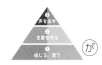

代用音声

　下咽頭がんや喉頭がんなどの治療として喉頭を摘出する手術が施行されると，発声の音源となる声帯が失われるため，いわゆる**失声**という状態になります．失声は，コミュニケーションを構成するピラミッドで最も上段に位置する構音・発声の段階であり，声を出す各器官の問題に当てはまります．言語の生成には問題がないため筆談やメール作成などは可能ですが，音声でのやりとりができなくなるため，声の代償手段として**代用音声**の習得が必要となります．代用音声は，**電気式人工喉頭を用いた発声，食道発声，シャント発声**が一般的に用いられます（図18）．

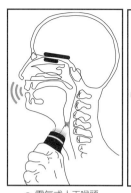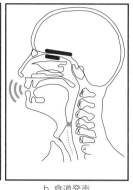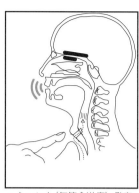

a. 電気式人工喉頭　　　　b. 食道発声　　　　c. シャント（気管食道瘻）発声

図 18　代用音声の種類

（1）電気式人工喉頭

　人工喉頭には，呼気を駆動力とする**笛式人工喉頭**と，電気エネルギーを駆動力とする**電気式人工喉頭**（以下，電気喉頭）があります．ここでは，現在一般的に使用されている電気喉頭について述べます（図 19）.

　電気喉頭は，電池によって駆動された振動を経皮的に咽頭粘膜に伝えることによって音を出すことができる器具です．抑揚が付けにくく音が機械的になってしまう，発声のために器具を使い片手を塞がれてしまうといった欠点はありますが，習得は比較的容易であり短期間で実用的な使用が可能となります．通常，頸部に器具の振動部を押し当てて使用します（ネックタイプ）が，手術後や放射線治療後に顎下部が腫脹して頸部での使用ができない場合などでは，オーラルアダプターを利用して口腔内に振動を送る方法（マウスタイプ）もあります．近年では抑揚を付けられるタイプや振動部自体がスイッチボタンの役割を担って頸部へ押し当てるだけで駆動するタイプもあります．

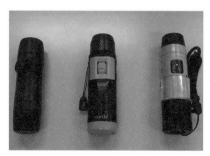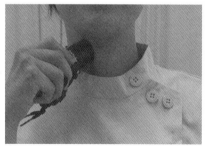

図 19　電気喉頭

　電気喉頭の練習には，主に以下の5つのポイントがあります．①振動面をどこに当てれば最適な振動音が得られるか（頸部の正中に近く，なるべく平らで軟らかい場所に当て，角度や強さを調整して皮膚にしっかり密着させるよう指導します），②適切な音量・ピッチの選択，③スイッチの適切な on-off 操作（文節で区切る），④気管孔雑音の防止（気管孔から呼気雑音が出ないよう，構音動作のみを行うよう指導します），

⑤発話明瞭度を上げるため構音動作の明確化や発話速度のコントロールを指導（発話速度を落としすぎると，かえって明瞭度が低下してしまいます）．また，代用音声では，喉頭摩擦音／ｈ／（は行音）が発声できないという点にも注意が必要です（69頁コラム参照）．

　術直後に練習する場合は，顎下部が腫脹しているため，頬かマウスタイプを利用して操作に慣れてもらいます．一般に，操作は簡便で短期間で習得できますが，高齢で機器の操作が苦手である，認知面が低下している，などの場合は習得できない場合もあります．最終的に操作を習得でき，購入希望があれば，機種選定や給付申請手続きについての助言，購入した電気喉頭の音程調整や取り扱い説明までサポートできることが望ましいです．

（2）食道発声

　食道発声は，口腔および鼻腔から上部食道へ随意的に空気を取り込み，次にこの空気を吐き出すようにして新声門（咽頭食道部の粘膜）を振動させることによって音声を生成する方法で，いわゆるゲップをする要領で発声を行うことになります．食道発声は特別な器具を必要とせず，発声のために手を使う必要がないので両手が常に空いているという利点がありますが，その習得は必ずしも容易ではありません．

　食道発声の練習には，自由に十分な空気を食道に取り込む**空気摂取訓練**と，この空気を使って新声門を振動させて原音をつくる**発声訓練**に分けられます．

　空気摂取訓練の方法には**吸引法**と**注入法**の２種類ありますが，吸引法と注入法を併せて行う吸気注入法が行えると，最も効率よく空気摂取ができるといわれています．吸気注入法は，はじめにしっかり息を吐き出し，その後しっかり息を吸い込みながら，肺吸気の終期に口を開けて空気を口から取り込み，口を強く閉じて空気を飲み込むように舌をピストンのようにして喉の奥に押し込むように指導します．空気が食道に取り込まれると「グッ」というクランク音が聞かれ，その後直ちに空気を吐出させ，ゲップの要領で発声させます．空気摂取時には，嚥下はしないように指導することが大切です．

　また，補助的な方法として**子音注入法**や**嚥下法**があります．子音注入法は破裂音／pa/,/ta/,/ka/（ぱ，た，か）や摩擦音/sa/（さ）などを強調して構音することで口腔内圧が高まることを利用して，口腔内の空気を自然に食道内に押し込む方法です．嚥下法は，水や唾液を実際に飲む嚥下動作により空気を一緒に飲み込む方法ですが，嚥下によって取り込んだ空気が胃に落ちてしまい発声の効率が悪くなること，嚥下動作に時間がかかり発話が途切れてしまうことなどから，あまり好ましくない空気摂取方法とされています．しかし，吸気注入法がなかなか習得できない場合は，子音注入法や嚥下法を一時的に用いて発声の感覚をつかむことが功を奏する場合もあります．

　発声訓練では，空気摂取後に直ちに開口して空気を逆流させて吐出するよう指導し，発声させます．まずは原音 /a/ の発声を確実に出せるよう繰り返し練習し，次に母音と発声持続の習熟を図ります．発声持続が安定してきたら単語→文章→会話へと進めていきます．

　食道発声は習得できれば優れた代償手段ですが，その習得率は低く，単語程度の習得率であっても喉頭全摘出術後では50％以下，下咽頭喉頭頸部食道全摘術後では30％程度との報告があります．

(3) シャント発声

　シャント発声は，分離した気管と食道の間に気管食道瘻に一方向弁になっている器具（ヴォイスプロステーシス）を挿入する方法がよく用いられます．肺からの呼気を食道に導くための交通路を形成し，新声門を振動させて発声する方法です．食道発声と音源は同じですが，駆動源が異なります．シャント発声は通常の呼吸のなかで肺からの呼気を駆動源としているため，食道発声では難しい比較的大きな発声や長い発声持続も可能です．術後の発声指導内容を以下に示します．

① 初めて発声を試みるときは，発声に集中できるよう言語聴覚士等が気管孔を指で塞ぎ，発声が慣れてきたら患者自身で試みるようにします．

② 呼気流を生み出しやすい音として，摩擦音である／ｈ／がついた語での発声がよいとされています．実際には「は」の声は出ませんが，最初は「は」や「ひ」の音をイメージして，原音「あ」や「い」を発声してもらいます．

③ その際に力まないようにするため，「ため息をつくように」と指示し，軟らかく発声するように意識させます．

④ 単音の発声が繰り返し可能となったら，今度は母音を長く伸ばして発声し，2～3音節の単語，文へと進めていきます．

また，発声指導のポイントとして以下の点があります．

① 気管孔をうまく塞げているか：気管孔を完全に塞ぐことが重要です．指で塞ぐことができない場合は，ガーゼやタオルを丸めたものなどを使用するか，後述のHMEシステム（69頁コラム参照）を使用します．

② 姿勢：背筋を伸ばして前を見るように指導します（頭を後ろにそらさない，かつ下を向きすぎないように）．

③ 腹式呼吸：胸式呼吸のパターンが強い場合は腹式呼吸を指導することがあります．発声時に腹圧はかけますが，上半身は過緊張にならないことが重要です．

④ 息継ぎと発声との協調：話し始める直前に気管孔を塞ぎ，話し終わるまで手を外さないように指導します．手を早く離しすぎると後半が無声化してしまいます．

上手に発声できるようになると，歌を歌うことや，吹奏楽器を奏でることができるようになる場合もあります．しかし，ヴォイスプロステーシスを挿入してもシャント発声を習得できないことがあります．発声の習得には，患者さんの認知機能が大きく影響すると考えられ，手術の適応を判断する際には年齢や認知機能，シャントのケアが自立できるかなどを事前に考慮する必要があります．

＜永久気管孔の管理＞（人工鼻とヴォイスプロステーシス）

　喉頭摘出患者さんのQOLに大きな影響を及ぼす問題点として，喉頭音声の喪失はもちろんですが，過去のQOL評価によれば，気管呼吸によって生じる咳や痰の産生などの呼吸器症状も重要な点であると報告されています．鼻は，加温・加湿・除塵・嗅覚機能を兼ね備え，これにより肺機能を正常に維持するとともに，危険を察知し有害物質を識別しています．喉頭摘出後は，この鼻呼吸の機能が喪失し，気管呼吸となることで直接下気道が刺激され，咳や痰が産生されやすくなります．これらの結果，咳が苦しい・痰が多い・痰で汚れた気管孔の清掃が面倒・夜中に咳で起きてしまうなど，生活の質に影響を及ぼす問題となります．

永久気管孔を保護する装具としてはエプロンガーゼなどのほかに，欧米で広く用いられている**人工鼻**の使用が日本でも増えてきています．人工鼻は，**温度・湿度交換器**(Heat and Moisture Exchanger：HME) ともいわれ，失われた鼻の機能を補う効果があります．HME の効果を以下に示します（図20）．

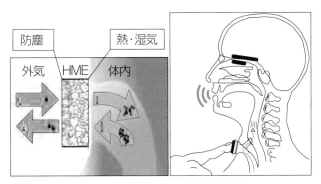

図20 HME の効果（加温・加湿・除塵機能とシャント発声
時の HME 利用）

① 呼気時に熱と湿気をフィルター内に集め（水蒸気が蓄積される），吸気時に熱と湿気を吸気に与えます（加温・加湿）．
② 吸気からごみの粒子を濾過し（除塵），痰や咳を減少させる効果があります．
③ シャント発声時に手指だけよりもしっかり気管孔を塞げるので，より明瞭な発声ができます．

　呼吸器症状への効果については，人工鼻を3カ月間装着することで咳や痰を有意に減少させただけでなく発声にも好影響を与えたこと，人工鼻を毎日24時間使用するということに対しコンプライアンスが高い群ほど咳や痰の喀出頻度が減り，睡眠問題が少ない傾向がみられたことなどが報告されています．そのため，喉頭摘出患者さんに対しては代用音声だけでなく，上記を含めた永久気管孔管理についても考慮していくことが大切です．

　人工鼻は，喉頭摘出患者さんの生活シーンに応じて複数の種類があります（表4）．また，人工鼻を気管孔に取り付けるためには**アドヒーシブ**というシール状のベース（土台）が必要となります．アドヒーシブにも，肌の状態や気管孔の形状に合わせて選べるように複数のタイプがあります（表5）．シャント発声では，人工鼻を使うシステムを利用することで，さらに快適に発声や生活ができるよう工夫されています（69頁コラム参照）．

表4　人工鼻の種類

製品	使用用途	特徴
エクストラモイスト HME	・静かに過ごすとき	・加温・加湿効果に優れる
エクストラフロー HME	・運動時など活動的なとき	・フィルターの目が粗く，楽に呼吸できる
マイクロン HME	・インフルエンザシーズンや花粉シーズンに外出するとき	・細菌やウィルスを99.0%以上カット
ルナ ※ルナのみ専用アドヒーシブを使用	・睡眠時 ・夜，肌を休めたいとき	・柔らかい素材のHMEで，睡眠を妨げない ・創傷ケアに使われるハイドロゲル素材のアドヒーシブ

（アトスメディカル社）

表5　アドヒーシブの種類

製品	使用用途
スタビリベース™	・深めの気管孔の方 ・気管孔周囲を押さえると発声しやすい方 ・フリーハンズフレキシボイスを使用してる方
エクストラベース™	・一般的な肌質，やや深めの気管孔の方 ・気管孔外形が特異で，アドヒーシブが貼り付きにくい方 ・フリーハンズフレキシボイスを使用してる方
フレキシダーム™	・一般的な肌質の方 ・強い粘着力をご希望の方 ・柔軟なアドヒーシブをご希望の方
オプティダーム™	・敏感肌の方 ・アドヒーシブを長時間貼ったあとなど一時的に肌がヒリヒリする方

（アトスメディカル社）

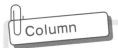

代用音声では発音できない言葉

　本文で紹介したいずれの代用音声を用いても発音ができない言葉として，喉頭摩擦音／ｈ／（は行音）があります．その代償構音の方法として，電気喉頭の場合は，「は」を言うときに/fa/（ふぁ）という構音動作を行うよう指導します．食道発声の場合は，挙上させた奥舌と口蓋との間の狭いスペースで生成する摩擦音を指導します．会話のなかで実用的に代償構音を使いこなすことは難しく，現実的でないことも多いです．しかし，うまく代償構音ができなくても，会話のなかでは前後の文脈から理解できてしまうことも多いです．たとえば，代用音声で「はな」と言うと厳密には「あな」と聞こえてしまいます．しかし，「きれいな／はなが／さく」と前後に形容詞や動詞を付けて文章で言うと，前後の文脈により「はな」と理解でき，それほど問題になりません．このように，単語だけで言うのではなく文レベルで伝達するように指導することを心がけます．

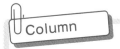

シャント発声で利用する
HMEシステムについて

　HMEは喉頭摘出患者さんで失われた鼻の機能（加温・加湿・防塵）を補う優れたシステムです．ヴォイスプロステーシスがあればHMEを使用しなくても，手指で直接気管孔を塞ぐことで発声自体は可能ですが，上記の理由でHMEを導入することが多いです．また，ヴォイスプロステーシス挿入の有無にかかわらず，HMEを使用する喉頭摘出患者さんが徐々に増えています．

　シャント発声で利用するHMEシステムでは，土台であるアドヒーシブがしっかり貼られていないと呼気が漏れてうまく機能しません．したがって，気管孔周囲の形状に沿ったものや粘着力の強いタイプのアドヒーシブを選定して使用します．一般的には，粘着力の強いフレキシダーム™や，気管孔にしっかりフィットするようデザインされたスタビリベース™がシャント発声には適しています（表5）．また，アドヒーシブと皮膚との接着性を強めるためにシリコーングルー™という液体接着剤を皮膚に塗布する場合もあります．

　一方，もともと肌が弱い，かぶれやすい患者さんでアドヒーシブ貼り付けの適応がない場合は，シリコーン製の気管カニューレであるラリチューブ™やラリボタン™を利用することがあります．

　通常，シャント発声では気管孔を塞ぐために片手を使う必要がありますが，指で塞がなくても発声ができる器具（フリーハンズフレキシボイス™）もあります．これは，発声および呼吸に必要な流量や圧力に応じて，3タイプの弁から選べます．

　このように，シャント発声で利用するHMEシステムは，患者さんの皮膚状態や気管孔の状態，使用場面・目的に応じてさまざまな選択が可能です．

　気管食道瘻に挿入するヴォイスプロステーシスには痰や常在菌が付着するため，毎日のケアが必須です．専用ブラシで2〜3回／日掃除をすることによって，汚れが弁に付着するのを遅らせ，製品寿命が長くなります．ヴォイスプロステーシスは定期的な交換が必要で，交換までの期間は3〜6ヵ月前後です．

（神田　亨）

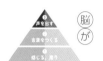

口腔内装置の使用

（1）補綴的発音補助装置

　補綴的発音補助装置には**軟口蓋挙上装置**（palatal lift prosthesis：PLP）や**舌接触補助床**（palatal augmentation prosthesis：PAP）があります．口蓋裂や舌がん術後などの器質性構音障害のほか脳卒中などの運動性構音障害にも適応され，歯科口腔外科で相談します．ここでは，舌がんに使用するPAP（図21）について紹介します．

　舌がん術後は，舌の形状が変化してしまい，術前と同じような構音が困難になることもしばしばあります．原因として一番に挙げられるのは舌の形状変化による，構音点の変化です．構音を改善するために，その舌の形状変化に合わせて，口腔内の形状を変化させると構音に改善がみられる場合があります．口腔内の形状を変化させる，つまり形態を補填する装置がPAPです．

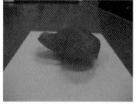
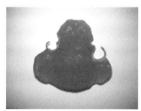
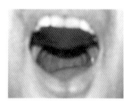

舌接触補助床（側面）　　舌接触補助床（上から）　　舌接触補助床を上顎に装着したところ

図21　舌接触補助床（PAP）

（2）PAPの仕組み

　構音はほとんどの音が舌と口蓋の接触または接近で生成されます．舌がんの治療後は，残存舌の運動が制限されるため，口蓋への接触，接近が治療前より困難になります（図22）．そこで，舌と接触する口蓋の高さを下げて，図23のように残存舌もしくは皮弁と接触・接近させることで構音を改善するのが，PAPの役割です．

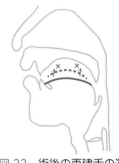

点線：本来の舌
赤線：再建された舌

挙上範囲が少なく
上顎（口蓋）に
接触できない

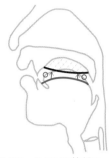

黒線：舌接触補助床の位置
赤線：再建された舌

上顎の位置が下がることで
再建舌の運動範囲が小さく
ても接触が可能となる

図 22　術後の再建舌の運動の様子　　図 23　PAP の仕組み

（3）装着までの流れ

① 歯科医が PAP を作製．

② 装着後，構音評価と，必要に応じて嚥下造影検査で嚥下時の動態変化も評価する．

③ ②の評価をもとに口蓋の高さや後方の延長・短縮などを歯科で調整．

④ 必要に応じて再評価（嚥下造影検査も含む）．

⑤ 適合を確認し，装着下で構音訓練を進める．

（4）PAP 装着下での訓練

　PAP が効果を発揮できているかは定期的に構音検査を行って判断します．舌尖音（舌先で出す「た」「さ」「ら」など）を改善したい場合は，PAP 前方の床（天井）を厚くして皮弁や残存舌との接点をつくるといった修正を歯科医師にしてもらいながら訓練を進めていきます．

（5）PAP の使い方

　個々の症例により異なります．構音用，嚥下用と 2 種類作製し使い分ける場合もありますし，構音時のみ，もしくは嚥下時のみ装着するといった使用方法もあります．患者さんの使用感を第一に考え，歯科やリハビリテーション科などが適宜評価し，修正を加えながら，患者さんにより適合した PAP を作製し，場面に合った使用方法をアドバイスします．

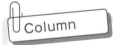

経時的な皮弁のボリューム変化について

　臨床上のポイントとして，皮弁のボリュームの変化が経時的に起こることがあります．たとえば，数カ月経過するうちに皮弁の脂肪組織が萎縮してボリュームが小さくなることがしばしばあります．体重低下があるとその影響を受けることもあります．PAP を作製しても合わなくなる場合がありますので，長期的に経過を追う，もしくは嚥下や構音に悪化の兆候がでてきたら受診してもらうことが重要です．

（安藤牧子）

71

❹ コミュニケーション支援において大事なこと

　「それまで当たり前にできていたことができなくなるということは，とても怖いこと」と，ある患者さんが話してくださいました．代替手段の導入は，ともすると「安心」や「できることを増やす」ためと考える支援者と，「今できることを失いたくない」，「自分はどうなってしまうのか」という思いを抱える患者さんとの間で気持ちがすれ違い，しばしば患者さんを孤独にします．

　どのような代替手段があるか情報を伝えることは大切ですが，それはコミュニケーション支援の一部であり，すべてではありません．コミュニケーションとは人と人が互いに伝え合う営みであるなら，患者さんが「伝えたい」感情や意思，そして家族や支援者の「伝えてほしい」という気持ちが挫かれないように支え続けることが，コミュニケーション支援ではないかと考えます．

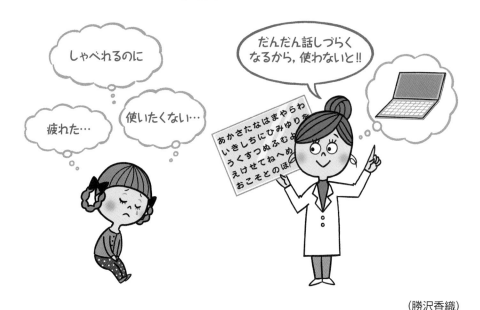

（勝沢香織）

3．家族指導

❶ 家族の立場と思いを理解しましょう

　コミュニケーションの問題は，患者さんはもちろんのこと，患者さんの生活を取り巻く家族にも大きく影響します．同時に，家族の「障害の理解」や「本人への対応」は，患者さんの心理状態にも大きな影響を及ぼします．患者さんは病気を発症したことにより，コミュニケーション障害をはじめとする多くの変化に直面しており，家族の理解と共感を通した心理的サポートはコミュニケーション成立の基礎として重要です．

　家族指導は，患者さんと家族間のコミュニケーション確立のための支援が主ですが，その前に，まずは**家族への心理的サポートと障害理解の手助け**が必要です．つまり，家族支援とは，患者さんとコミュニケーションをどのようにとればよいのかという手段や技術的な話だけではなく，家族に患者さんの障害を適切に理解してもらうことが，

コミュニケーション支援として重要な第一歩であるということです．

　家族指導を行ううえでは，**家族が抱える思いにも配慮が必要**です．たとえば，意思の疎通やかかわり方に自信がもてない，コミュニケーションのために時間と労力が必要，本人のそばを離れことへの不安や困難などです．家族にとって患者さんの病状やケアが優先であり，家族自身の身体的・心理的負担を医療者に相談することを遠慮する傾向にあります．コミュニケーションの問題は，病気の治療と同様に家族のサポートが必要不可欠なため，**家族の身体的・精神的負担には十分に配慮し，積極的に働きかける**必要があります．

　患者さんを評価する際，最も近い存在である"家族"について，その立場や抱えている思い・悩みを評価することはとても重要です．家族としての希望を伺いつつ，今後の目標設定に一緒に参加してもらうところから家族指導は始まります．

❷ 患者さんと家族間で陥りやすい問題を想定しておきましょう

　コミュニケーション障害は本人だけの問題ではありません．家族においてもまた，コミュニケーションに問題をもつ患者さんとのかかわり方に悩んだり，将来的な不安をもったりする場合も少なくありません．

　コミュニケーション能力の喪失体験として，本人の障害受容の過程と同様に，家族にとっても**障害受容の過程**があることが知られています．一般的には，発症時は本人とともに家族はショック，動揺，混乱を生じやすく，その後の経過とともに予後に対する過度な期待や障害の過少評価などから否認などの防衛反応が生じる場合があります．長い経過のなかでは，抑うつや閉じこもりなどのリスクから精神科介入が必要になることもあります．このように，患者さんの病態や経過により，心理的反応や家族間の関係性は変化していきます．現場でよく遭遇するいくつかのケースを以下にまとめました．医療者は患者さんと家族が置かれている状況を十分に観察し，変化に応じて対応していく必要があります．具体的には，**丁寧な説明と患者さん・家族に寄り添う姿勢が何より重要**です．現在はどんな状況なのか，ときには過去を振り返ってその心理的変化を家族と一緒に捉えることもよいでしょう．医療者自身が長い目で見て寄り添う姿勢を崩さないことが大事ですし，家族にとってはすぐに解決する問題ではなく長い目で見る覚悟が芽生えられることが望ましいです．

ケース①　不適切な現状の受け入れや障害への諦め

　現在の状態を悪い意味で割り切ってしまい，改善の余地や悪化の予防策があるにもかかわらず，現状を受け入れてしまう場合があります．これは在宅で長期にわたって療養されてきた方に多くみられる傾向です．

ケース②　障害からの逃避や否認

　コミュニケーション困難であることを前面に出したくない心理から，患者さん本人はコミュニケーションをとるべき場面から逃避するようになることがあります．家族も同様に現実から目を背けるために患者さんと距離をとり，患者さんとのコミュニ

ケーションの問題から逃避する場合も考えられます.

ケース③ 患者さんの依存化や家族の過干渉

　本来であれば，コミュニケーションをとる能力が残存しているにもかかわらず，患者さんが家族らの相手に依存して，必要以上に思いを汲んでもらおうと受け身でのコミュニケーションをとる場合があります．一方で，家族の過干渉（過介助）も起こり得ます．患者さんの表出を待てずに先回りして話を進めてしまったり，患者さんがうまく表出できないことを家族自身の解釈で話を強引に進めてしまう，などです．家族によっては「私は理解してあげている」という一方的な認識を有している場合や，患者さんが伝えたいことを自分なりに理解しているつもりで実際は異なる認識をしてそれを疑わないこともありうるので注意が必要です.

❸ 適切な情報提供が重要

患者さんと家族の関係性の把握

　患者さんだけでなく家族を含めた従来の生活スタイルやそれぞれの役割を聴取し，今後それらがどのように変わっていくのかを推測しながら，家族間のコミュニケーションを支援していくことはとても大切です．そのためには，お互いの会話や接し方からみえる**家族間の関係性**をまずはチェックしておくことは必要でしょう．具体的には，患者さんに対して必要なことははっきり言える家族なのか，患者さんの意見をすべて受け入れてしまう家族なのか，などです．入院している場合では，家族の来院の頻度もヒントになる場合があります．在宅においては，普段の生活が垣間見えるために，より把握しやすいです．家族は患者さんの前で事実や本心を言えないことも多いため，家族のみでお話しする機会をもつこともときには必要です.

Column

患者さん―医療者のコミュニケーションと
患者さん―家族のコミュニケーションは違う

　患者さんの視点に立ってみれば，医療者に対する態度や話す内容は，家族に対してのものとは異なるのは当然です．患者さんとかかわって日が浅い医療スタッフよりも，元々の性格や長年の生活習慣をよく知る家族のほうが理解できるものですが，一方で，医療者などの第3者には本心を伝えられたとしても，家族にはなかなか本音を言えないなど，近しい人だからこそ遠慮してしまう場合もあり得ます．家族にだからこそ，気を遣わずに話したい，不十分な表出でもわかってほしい，などの気持ちをもつ場合もあるでしょうし，そこでのコミュニケーション困難は医療者に対するものより，感情的になる恐れもあります．そのため，家族の視点・医療者の視点の情報共有は，患者さんとのよりよいコミュニケーションの確立に有効と考えられます.

家族の病状理解のサポート

　家族は医師からインフォームド・コンセントとして患者さんの病状を説明されることが一般的ですが，その場面だけで患者さんの病態や予後を完全に把握できる家族はほとんどいません．看護師やリハビリテーション職種など，他の関連する医療スタッフからも**適宜家族の理解度を確認**することが必要です．たとえば，高次脳機能障害に関連したコミュニケーション障害の場合は，医師からの説明を聞いても運動麻痺のように目に見える症状ではないため，どのような症状のせいでうまくコミュニケーションがとれないのか，直接結びつかないことが多いです．医療スタッフは，なるべく実生活に即した具体的な場面から理解を深めてもらう機会をつくるとよいでしょう．

　また，将来的に家族として患者さんとどのようなかかわりが必要となってくるかなどは，家族がご自身だけで考えていくのはとても難しいことです．家族の理解度を把握するためには，「わかりますか？」，「〇〇ですよね？」と問いかけるよりは，「（場面ごとに）こんな場合はどう対応しましょうか？」，「どのような点に気を付けていますか？」などと家族の考えをご自分から話してもらうように質問することも，家族の今後のイメージを具体化するためにはよいでしょう．

　そのうえで，医療者は現在の病態や適切なかかわり方などを，できるだけ早期から家族に**情報提供**して共有します．疾患やケースによって直面する問題はさまざまです．たとえば，脳卒中患者の場合では，多くの家族は初めてコミュニケーション障害を経験するため，それを理解することや対応の仕方を身につけるには時間がかかることがあります．進行性の難病患者では，コミュニケーション障害の進行に合わせて，それを予測して次のコミュニケーション手法を検討していくことが必要です．発声機能を手術で失うがん患者では，そのインフォームドコンセントに加え，術前の段階で今後の生活イメージの具体化やコミュニケーション手段の選択肢の情報共有が重要となります．

　これらに適切な対応をするために共通することは，**早い段階から患者―家族―医療者が良好な関係性を築いて**お互いの情報伝達をスムーズにすることで，家族に今後の見通しを実感してもらえることが重要です．同時に家族側の悩みや不安などを相談できるような関係づくりを心がけます．「何かわからないことはありますか？」，「悩みや不安などありますか？」などの聞く姿勢と，「難しいですよね」，「大変ですよね」などと共感する姿勢を意識するようにしましょう．

❹ コミュニケーション指導の実際

家族指導の前に―医療者間での情報共有，方向性を決める―

　家族指導の前に，関係する医療者の間で**意思統一**を行うことが大切です．まずは病状と予後を医療者間で共有し，医師や看護師，言語聴覚士を中心としたリハビリテーションスタッフ間で**適切なアプローチ法**について擦り合わせます．その後，要点を絞って家族指導を行うのがよいでしょう．また，在宅生活へ移行する際には専門家であるメディカルソーシャルワーカーの紹介やケアマネージャーとの**情報共有**を行います．

　表6に医療者が家族支援を行う際の注意点を示します．

表6　家族支援の要点

1. 家族の訴えを引き出し丁寧に聞くこと
2. 障害と予後の理解を促すこと
3. 生活上の悩みや不安に対してはタイムリーで具体的なアドバイスを行うこと
4. 障害の進行や社会的支援の必要性については関係機関と連携すること
5. 社会参加の場につなげること

家族指導の実践

　病院において，まずは家族への病態，予後説明，およびコミュニケーションのとり方の要点が医師からなされることが多いですが，日常場面での対応策一つひとつをすべて医師から説明されていることはほとんどありません．そこで，担当の看護師や言語聴覚士が，患者さんや家族が直面する可能性のあるコミュニケーション場面の対応について理解してもらうために，家族

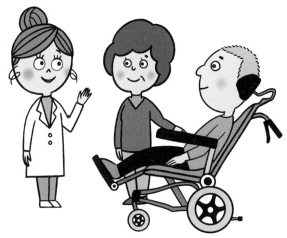

に体感してもらう**実践のステップ**が必要となります．具体的な内容は病態により異なりますが，適用となるコミュニケーション手段について，1回だけでなく数回にわたり家族に来院してもらい実践できる場面を意識してつくっていくことが重要です．コミュニケーションの方法を患者さんと一緒に練習したり，道具を使う場合はその準備や調整法に至るまで体験することで，家族の理解度や受け入れ具合がわかります．患者さんと家族が使うコミュニケーションですから相性も重要なので，医療者が想定していた方法が適切かどうかを評価し，納得するまでコミュニケーション方法について変更や調整をするべきです．

　在宅生活の場面においては，介護保険対象者ではケアマネージャーが中心となりケアプランが作成されます．コミュニケーション障害に対しては，言語聴覚士や看護師，作業療法士，理学療法士のサービスを通して**フォローできる体制**になっていることが重要です．必要に応じて，かかりつけ医や専門機関である拠点病院などへ**連携**がとれるようにします．特に進行性疾患では，進行に応じたコミュニケーション手段の変化やその練習が必要となるために，かかりつけの病院や社会資源を利用して専門家による定期的なコミュニケーション手段の見直しを要する場合があります．

　つまり，ある一つの効果的なコミュニケーション手段を家族に提供することが大切ではないのです．たとえば，効果的ではないコミュニケーション手段について家族に知ってもらうことは，有意義です．進行性の病気であれば，今は必要のないものでも，

今後適用になると推測されるコミュニケーション手段や機器について説明と練習を行っておくことは，実際の備えとなるだけでなく，家族に安心感をもたらすこともあります．電力を使うコミュニケーション機器を使っている場合でも，トラブルにより機器が使用できない場合のために，アナログな伝達手段を用意しておくこともまた，患者さんや家族を助けます．

　患者さん—家族間のコミュニケーション支援の実践的なポイントを表7に挙げます．

表7　患者さん—家族間のコミュニケーション支援のためのかかわり方

- ・コミュニケーションは正確に理解，表出ができることよりも，不十分でもよいので**思いが伝わる**ことが重要であることを理解してもらう．
- ・会話を急かす（急ぐ）のではなく，患者さんの**表出を待つ**ことの重要性を伝える．
- ・工夫や努力をしてもコミュニケーションが成立しなかった場合の対応として，家族は患者さんの気持ちに寄り添い，うまく表出できないことをともに残念がるなどの**共感姿勢**が患者さんの精神的支持にとって重要であることを理解してもらう．
- ・患者さんとのコミュニケーションがうまく成立しない事実に対し家族が必要以上に責任を感じる場合があるが，医療者はその難しさを共感し，気楽にコミュニケーションがとれるように促す．
- ・病前との生活の比較から家族は患者さんのできないことに注意が向きがちになるが，**できることに注目**して前向きにコミュニケーションに向き合えるように伝える．
- ・言語聴覚療法の場面の見学をセッティングし，患者さんの自主練習の目的や方法をともに理解してもらう．
- ・現状の理解と退院後のイメージの明確化のために**積極的な付き添い**や**試験外泊の活用**を勧める．

❺ 福祉制度を活用する

（1）レスパイトによる家族支援

　退院後は，患者さんを援助する家族自身の精神的あるいは身体的ストレスに，医療者はしっかりと向き合う必要があります．そのためにデイサービスやショートステイ，レスパイト入院といった選択肢があります．ケアマネージャーを中心として，家族が継続的に患者さんにかかわることができる環境づくりを行っていきます．

（2）社会資源

　社会福祉制度として身体障害者手帳，介護保険法などが利用できる可能性があります．また高次脳機能障害の場合は，精神障害者保健福祉手帳もあります．情報収集のための一般的な窓口としては，医療機関の医療ソーシャルワーカーや各市町村役所へ相談するとよいでしょう．難病分野においては，各市町村の保健所も相談窓口となります．

（春山幸志郎，春山美穂）

4．社会福祉制度の活用

　病気により，コミュニケーションの問題や身体機能の問題（歩行障害，ＡＤＬ障害など），高次脳機能の問題（記憶障害，注意障害など）などがあり，介護・援助を必要とするようになった際には，社会福祉制度によるサービスを受けることができる場

合があります．社会福祉制度にはさまざまなものがありますが，コミュニケーションの問題がある場合に使用できる主な制度としては，介護保険サービスと身体障害者手帳に基づく障害福祉サービスがあげられます．

❶ 介護保険

　介護保険サービスを受けることができる対象は，65 歳以上の方（第 1 号被保険者）と，40 歳以上 65 歳未満かつ特定疾病（表 8）により介護が必要になった方（第 2 号被保険者）となります．脳出血や脳梗塞は脳血管疾患に含まれますので，40 歳以上の方であれば，介護保険を申し込むことが可能です．そして，要介護もしくは要支援と認定されれば，介護保険によるサービスを受けることができます．

　介護保険サービスのなかにも，介護が必要となってもできるだけ自立した生活を送れるよう，さまざまなサービスがあります．たとえば，通所サービスや訪問介護（ヘルパー），電動ベッドや車椅子などをレンタルできる福祉用具貸与などです．これらサービスは自己負担 1 〜 3 割（所得に応じて変動します）で使用することが可能ですが，要介護（要支援）の認定に合わせ，1 カ月の支給限度額が設定されており，その限度額を超えた場合，超えた分は全額自己負担となります．一般的にはケアマネージャーと相談し，その方にとって必要なサービスが何であるのかを考えながら，支給限度額のなかで，ケアプランを作成することとなります．

表 8　特定疾病（老化が原因とされる病気）

①がん（医師が一般に認められている医学的知見に基づき回復の見込みがない状態に至ったと判断したものに限る）
②慢性関節リウマチ
③筋萎縮性側索硬化症
④後縦靱帯骨化症
⑤骨折を伴う骨粗鬆症
⑥初老期における認知症
⑦進行性核上性麻痺，大脳皮質基底核変性症およびパーキンソン病
⑧脊髄小脳変性症
⑨脊柱管狭窄症
⑩早老症
⑪多系統萎縮症
⑫糖尿病性神経障害，糖尿病性腎症および糖尿病性網膜症
⑬脳血管疾患
⑭閉塞性動脈硬化症
⑮慢性閉塞性肺疾患
⑯両側の膝関節または股関節に著しい変形を伴う変形性関節症

（1）リハビリテーション

　コミュニケーションにかかわるサービスとしては，リハビリテーションがあげられます．介護保険サービスによるリハビリテーションには，利用者が施設に通所し，施設にて行う「通所リハビリテーション（デイケア）」と，利用者の家庭を医療スタッフが訪問し，ご家庭で受ける「訪問リハビリテーション」があります．

　失語や構音障害に対し，言語聴覚士による訓練を望まれる場合や，代替手段の導入

に対して，道具の選定や環境整備，実際に利用しての練習など，作業療法士・言語聴覚士の援助を必要とする場合などが考えられます．目的に即したリハビリテーションが受けられるよう，ケアマネージャーと相談しましょう．

(2) 福祉用具貸与

介護保険サービスでレンタルできる用具は，車椅子や特殊寝台などの13品目に限られており，その品目のなかにコミュニケーションにかかわる用具は含まれていません．しかし，それら福祉用具を取り扱っている事業者が，介護保険外にて，携帯用会話補助装置などを取り扱っている場合があります．介護保険外ですので全額自己負担とはなりますが，レンタル可能となることもありますので，ケアマネージャーを介し，問い合わせをしてみるとよいでしょう．

（安西郭子）

❷ 身体障害者手帳

介護保険サービスと同様に重要な福祉サービスとして，身体障害者手帳取得者が使用できる障害福祉サービスがあります．

身体障害者手帳を取得するためには，肢体（手足の麻痺など）や音声言語（無喉頭・構音障害や失語など）に病気による障害があり，その種類や程度が法律に定められた基準を満たしていると指定医が診断し，その旨を記載した診断書をお住まいの役所窓口に申請することが必要です．診断書を記載するのはかかりつけ医ではなく，資格を有する指定医となりますので，役所窓口に問い合わせることをお勧めします．

補装具

車椅子や装具など障害を補うために必要な用具（表9）が給付されます．原則1割負担で購入することが可能です．コミュニケーションにかかわる用具として，**重度障害者用意思伝達装具**があげられます．本体だけではなく，それを適性に使用するために必要な**入力装置（スイッチ）・固定台・遠隔制御装置**なども含まれます．

重度障害者用意思伝達装置の本体としては，伝の心® やTCスキャン® などが，それにあたります．

表9　補装具一覧

視覚障害：盲人安全杖，義眼，眼鏡
聴覚障害：補聴器
肢体不自由：義肢（義手・義肢），装具，歩行補助杖（1本杖を除く），座位保持装置，歩行器，　　　　　　車椅子，電動車椅子，重度障害者用意思伝達装置，座位保持椅子・起立保持具・頭　　　　　　部保持具・排便補助具（18歳未満の人のみ）

補装具が購入できる対象者としては，「重度の両上下肢及び音声・言語機能障害を有する者」となります．役所窓口に申請を行い，身体障害者更生相談所の判定を受けることが必要となります．市区町村によっては身体障害者手帳の等級を定めているところもありますが，多くの場合，身体障害者手帳の等級などで一律に決定するわけで

はなく，相談者の状態を診察・評価し，必要である方には適正な装具が給付されることとなります．たとえば，ALS など進行性の病気の場合，その進行が早く，近いうちに重度障害者用意思伝達装置が必要となると判断されれば，その時点で取得している身体障害者手帳の等級が低くても，装具を給付されることもあります．

身体障害者更生相談所の判定を受ける方法としては，事前に補装具相談の予約をとり，相談所で判定を受ける「来所」と，相談所が遠方である場合や，病気の状態などにより相談所に出向くことが難しい場合などには，医師などが地域の保健所などを訪れる「巡回」や相談者のご家庭を訪れる「訪問」があります．

2018（平成 30）年の改正に伴い，借受けという新しい選択肢が増えました．購入を原則とすることはそのままですが，たとえば ALS など病状の進行が早い病気において，その病状に合わせると短期間で装置の変更が必要になる場合や，早期の導入が必要であり適正な装置を検討する時間が限られている場合などに，本体のみ借受けすることができます．入力装置（スイッチ）・固定台などは購入していただき，組み合わせて使用するかたちとなります．

日常生活用具

（1）ハイテクコミュニケーション機器

生活を快適に送るための用具を給付されます．原則 1 割負担で購入することができます（基準額を超える部分は自己負担となります）．コミュニケーションにかかわる用具として，**携帯用会話補助装置**があります．

携帯用会話補助装置としては，トーキングエイド®，ペチャラ® などがそれにあたります．

購入できる対象者としては，お住まいの市区町村によって，必要な身体障害者手帳の等級が異なります．また，基準額も異なります（表 10）．役所窓口に問い合わせを行ったのち，申請を行ってください．

表 10　日常生活用具としての携帯用会話補助装置の給付対象者の例 [38]

埼玉県蓮田市：対象者　音声言語機能障害または肢体不自由者であって発音発語に著しい障害を有する者．（原則学齢児以上） 　　　　　　　基準額　98,800 円

（安西郭子）

（2）代用音声にかかわる機器

喉頭がんや下咽頭がんなどで喉頭摘出術を受けた場合，音声機能を失うことになります．呼吸のためには永久気管孔を使用しますが，再び話ができるためには代用音声の習得が必要です．音声機能を失った場合，身体障害者手帳の申請が可能です．

電気式人工喉頭は，市区町村が実施している日常生活用具給付等事業で給付対象となります．ただし，利用者負担は市区町村の判断によるため，自治体によって給付条件や給付額が異なります．また，気管食道シャント術については，手術自体は医療保

険の適用となります.

　人工鼻などの消耗品については，日常生活用具給付等事業が適応される自治体も徐々に増えてきていますが，まだ自己負担となる自治体も多いです．また，すべての喉頭摘出患者さん（ヴォイスプロステーシス未挿入者も）を対象に，アトスメディカル社がカミングホーム™という人工鼻・関連製品セット品約1カ月分を，患者さんの申し込みに基づき無償提供している制度があります（2020年9月時点）．この制度を利用して周術期に装着指導を行うと，人工鼻を使用した永久気管孔管理を導入しやすくなります．無償提供分がなくなり，その後も使用希望がある場合は，患者さん自身がメーカーに注文していく仕組みとなっています．また，1回/月であれば診療報酬点数（在宅気管切開患者指導管理料）を利用した医療保険での購入も可能です．2020年9月より，喉頭摘出患者さん向け人工鼻と人工鼻接続用材料（アドヒーシブ，カニューレ）が在宅患者向け特定保険医療材料として収載されました．これにより，処方箋による院外薬局での人工鼻の供給が可能となりましたが，病院・薬局での体制づくりは今後進められていく段階です.

　以上に述べた給付の状況は，お住まいの市区町村や個人の所得などによっても異なるものもあり，また状況は随時変更されていく可能性があります．申請を検討される際には，お住まいの市区町村の窓口などで必ず事前に確認することが必要です.

（岡　阿沙子，神田　亨）

❸ 都道府県の各種サービス

(1) 高次脳機能障害支援センター

　高次脳機能障害者と家族のための相談窓口です．各都道府県ごとに，各県のリハビリテーションセンターや大学病院，県立病院など窓口となる支援拠点機関は異なりますが，専門的な相談支援や自立生活・社会復帰の支援，利用できるサービス，各種ネットワーク機関（就労移行支援施設や通所施設，専門医療機関等）の紹介などを行っています.

(2) 難病相談・支援センター

　難病相談・支援センターとは，難病患者や家族などの相談支援を行う機関であり，各都道府県に設けられています．具体的には，療養や日常生活に関する相談や各種公的手続きの支援，患者会などの交流促進，障害者就業・生活支援センターやハローワークなどと連携しながらの就労支援といった，療養生活の質の維持向上を目的に支援を行っています.

(3) 地域障害者職業センター

　独立行政法人高齢・障害・求職者雇用支援機構が運営．各都道府県に設置され，障害者に対する専門的な職業リハビリテーションサービス，事業主に対する障害者の雇用管理に関する相談・援助，地域の関係機関に対する助言・援助を実施しています．障害者職業カウンセラーなどが配置され，ハローワーク（公共職業安定所），障害者就業・生活支援センターなどの他組織とも連携しています．身体障害だけでなく，知

的障害，精神障害，高次脳機能障害，発達障害など，さまざまな障害を有する人が対象となっています．障害者手帳がなくても利用が可能です．

(4) 職場適応援助者（ジョブコーチ）支援事業

職場にジョブコーチが出向いて，障害特性をふまえた直接的で専門的な支援を行い，障害者の職場適応，定着を図ることを目的としています．ジョブコーチには配置型，訪問型，企業在籍型などの種類があります．支援内容は多岐にわたります．

・障害者本人に対しては，作業遂行能力の向上支援，職場内コミュニケーション能力の向上支援，健康管理・生活リズムの構築支援など．

・障害者の家族に対しては，安定した職業生活を送るための家族のかかわり方に関する助言など．

・事業主に対しては障害特性に配慮した雇用管理に関する助言，配置・職務内容の設定に関する助言など．

・障害者の上司や同僚に対しては，障害の理解にかかわる社内啓発，障害者とのかかわり方に関する助言，指導方法に関する助言など．

(5) その他

前述した公的制度のほかに，疾患や障害によって各種患者会や，NPO支援窓口で患者さん同士の意見交換や情報収集が得られたり，相談することが可能な場合があります．

（山田佑歌，三橋里子，梶　兼太郎）

4章　参考文献

1）言語障害者の社会参加を支援するパートナーの会「和音」https://npowaon.jimdofree.com/.
2）下垣由美子・他編：失語症会話ノート，エスコアール出版部，2015.
3）加藤正弘監修：ボイスノート　コミュニケーションを拡げるため，新興医学出版社，2001.
4）伊藤元信編：新版　言語治療マニュアル，医歯薬出版，2003.
5）藤田郁代監，熊倉勇美・他編：標準言語聴覚障害学　発声発語障害学，医学書院，2011.
6）西尾正輝：ディサースリアの基礎と臨床 第3巻 臨床実用編，インテルナ出版，2006.
7）西尾正輝：ケースで学ぶディサースリア，インテルナ出版，2008.
8）日本聴能言語士協会講習会実行委員会編：アドバンスシリーズ　コミュニケーション障害の臨床4　運動性構音障害，協同医書出版，2002.
9）日本神経学会：筋萎縮性側索硬化症診療ガイドライン 2013，南江堂，2013.
10）マジョリー・F. ヴァーガス，石丸 正訳：非言語コミュニケーション，新潮選書，1987，p3.
11）日向野和夫，田中勇次郎（監）：重度障害者用 意思伝達装置操作スイッチ 適合マニュアル，三輪書店，2016.
12）中邑賢龍：AAC 入門，atacLab，2014.
13）山本直史：講習会資料　進行性難病疾患のコミュニケーション，2019.
14）NPO 法人 ICT 救助隊：たのしい Ipad ライフをはじめよう，2019.
15）NPO 法人 ICT 救助隊：簡単！誰でもできる！はじめての文字盤，2020.
16）東京都障害者 IT 地域支援センター，https://www.tokyo-itcenter.com/
17）「重度障害者用意思伝達装置」導入ガイドライン，http://www.resja.or.jp/com-gl/
18）意思伝達装置用スイッチ（国立障害者リハビリテーションセンター研究所）
　　http://www.rehab.go.jp/ri/kaihatsu/itoh/com-sw.html
19）AT2ED エイティースクウェアード　http://at2ed.jp/
20）ひらけごま　https://www.hirake55.com/
21）https://www.atosmedical.jp（2020 年 9 月 16 日時点）
21）佐藤武男：食道発声法の理論．食道発声法−喉摘者のリハビリテーション−，金原出版，1993，pp62-65.
22）神田 亨・他：術式による食道発声訓練経過の差異−喉頭全摘術後と下咽頭喉頭頸部食道全摘術後との比較−．言語聴覚研究，5（3）：152-159, 2008.
23）鶴川俊洋・神田　亨：喉頭全摘出後（術後）：代用音声の効果．がんのリハビリテーションベストプラクティス（日本がんリハビリテーション研究会編），金原出版，2015，pp70-78.
24）Hanna E,et al:Quality of life for patients following total laryngectomy vs chemoradiation for laryngeal preservation. Otolaryngol Head Neck Surg.Jul,130（7）：875-879, 2004.
25）Boscolo-Rizzo P,et al:Long-term quality of life after total laryngectomy and postoperative radiotherapy versus concurrent chemoradiotherapy for laryngeal preservation.Laryngoscope,118（2）:300-306, 2008.
26）AH　Ackerstaff,et al：Multicenter study assessing effects of heat and moisture exchanger use on respiratory symptoms and voice quality in laryngectomized individuals.Otolaryngol Head Neck Surg,129：705-712, 2003.
27）Bian S,et al:The effect of a Heat and Moisture Exchanger（Provoxrr®HME）on pulmonary protection after total laryngectomy:a randomized controlled study.Otorhinolaryngol, 267:429-435, 2010.
28）小池三奈子：無喉頭音声（2）．言語聴覚療法臨床マニュアル，（小寺富子監修），改訂第2版，協同医書出版，2004，pp342-343.
29）繁野玖美：高次脳機能障害者の家族が抱える問題と対応．精神認知と OT ,2（3）：196-200，2005.
30）Maguire, Peter：医師のためのコミュニケーション技術　患者やその家族との話し合いを効果的に行うためのガイド，星和書店，2009.
31）竹内愛子，河内十郎編：脳卒中後のコミュニケーション障害　改訂第2版，成人コミュニケーション障害者のリハビリテーション：失語症を中心に，協同医書出版，2012.
32）Aura Kagan：Supported conversation for adults with aphasia: methods and resources for training conversation partners. Aphasiology, 1998.
33）小林久子：失語症会話パートナーの養成，コミュニケーション障害学，2004.
34）難病情報センターホームページ　http://www.nanbyou.or.jp/entry/1361
35）NPO 法人日本医療ソーシャルワーク研究会：医療福祉総合ガイドブック 2019 年度版，医学書院，2019.
36）公営社団法人日本理学療法士協会：障害者支援機器の活用ガイドブック，2018.
37）日本リハビリテーション工学協会：重度障害者用意思伝達装置導入ガイドライン，2018.
38）埼玉県蓮田市 HP　city.hasuda.saitama.jp

第 5 章

ケースで学ぶ
コミュニケーションサポートの実践

　4章では，コミュニケーション障害に対するサポートの方法について，4つの手段に分けて解説しました．

　本章では具体的な事例を想定し，これらのサポート手段を組み合わせた症例を紹介します．症例の具体的なサポート方法に，4つの手段：①訓練，②代替手段，③家族指導，④社会福祉制度 をあわせて明示していますので，ぜひ4章を振り返りながら読み進めてみてください．

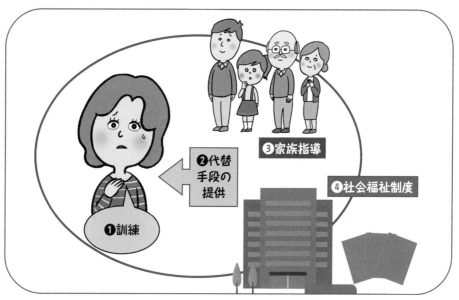

（和田彩子）

❶ 脳卒中

重度失語症（在宅復帰目標）

- 言語機能を喪失した状態である全失語では,コミュニケーションは困難となります.
  会話をするための手段を失い,患者さんや家族には大きな不安を伴います.
- 脳卒中の発症は突発的なものであり,特に全失語では本人以上に家族が状況を受け
  入れられない場合があります.
- 専門医療機関では,家族に対して画像などを利用してなぜ障害が生じているのか,
  また今後予測される経過について説明すること,状況理解などから残存する非言語
  的な認知機能を評価しコミュニケーション方法の可能性について検討する必要があ
  ります.

Case

67歳,男性,心原性脳塞栓症
- 左中大脳動脈領域の起始部の塞栓により,
  言語野が広範に障害されている.
- 脳卒中発症30日後に回復期病棟に入院となった.
- 診察所見：右片麻痺は重度で歩行は不能.
- 覚醒はやや不良で診察時も傾眠傾向がみられる.
- 仕事は2年前に引退しており奥様と二人暮らし,娘は結婚し自立している.

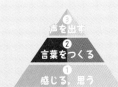

【言語所見】
- 診察場面では会釈や模倣動作は概ね可能である.
- 発声は認めるものの有意語は認められない.

Ⅰ　病態の捉え方

何に着目して患者さんに接するか

　脳卒中に伴う全失語が疑われる場合,まずは残存する言語機能がないかを正確に調
べることが重要です.また,非言語的な認知機能を把握し代替的なコミュニケーショ
ン手段の可能性についても検討する必要があります.

診察前に把握しておくべきポイントは

　脳損傷に伴う言語喪失について,また今後の経過や予後についての知識,言語的な
残存機能の見極め,また言語的な手段が困難であった場合の代替手段の習得について,
あらかじめ理解を深めておきます.また,家族が本人以上に戸惑うことが多いのも失

語症の特徴です．家族にとっても，突然起こった言語喪失は受け入れ難く，患者さんとのコミュニケーションのとり方がわからないと今後の生活についても不安を感じやすいものです．そのため家族の病状理解の程度や要望を把握するように努める必要があります．また職場復帰を含む社会的状況を確認しておくことで，入院後の訓練時に細かな配慮が行えます．

言語的，非言語的能力の評価について

　診察場面では，聴覚的コミュニケーション能力を調べる CADL 日本語版で理解，表出，復唱，読解，書字など，モダリティごとに大まかに評価したうえで，SLTA，WAB 失語症検査など標準化された評価方法を用いた精査を検討します．また重度の失語症に特化した評価として重度失語症検査といった評価方法もあります．これらは言語機能のみならず治療のために利用可能な残存機能についても調べるため，治療の可能性をより深く見極めることが可能です．

　非言語的な評価としては，標準的な評価バッテリーを用いなくても診察室に入ってくる際の様子，落ち着きや挨拶の有無，ジェスチャーなど非言語的コミュニケーションによる指示動作の可否などを注意深く観察し，適切な振る舞いが行えているかを確認することでおおよその評価が可能です．加えて，非言語的な認知機能評価としてコース立方体組み合わせテストやレーブン色彩マトリックス検査などを用いて標準化された評価についても検討します．しかしながら，これら非言語的な認知検査についても，評価方法を伝えるために言語を要することから，必ずしも重度の失語症の方に適応できるわけではありません．訓練に関しては残存するモダリティを利用した言語機能訓練や代替手段として絵カードなどを用いた反復練習を要することが多いです．また，脳卒中では純粋な失語症だけで発症することは少なく，運動機能やその他の高次脳機能障害の合併についても把握する必要があります．

Ⅱ　コミュニケーションサポートのポイント

サポートの判断をどう行ったか

　退院後の生活を見据え，入院時にリハビリテーション科医師より病状の説明と今後の言語機能の改善の見込み，言語機能訓練の概要について説明を行いました．

　続いて言語聴覚士が，実際に **SLTA，WAB 失語症検査**などの評価を行い，**結果についてご家族と共有（❸）**しました．残存機能の程度とそれを用いた患者とのコミュニケーションのとり方，今後の代替コミュニケーションの可能性について説明しました．本人，家族とも，将来の不安が少し軽減したようでした．

---

❶訓練，❷代替手段，❸家族指導，❹社会福祉制度

Ⅲ コミュニケーションサポートの実際とその後の経過

入院後の経過と選択したサポートは

　SLTA の評価結果では単語レベルの理解表出も困難であり，書字，読字に関しても
コミュニケーションをとることが難しい状態でした．入院時は覚醒状態にむらがあり
ましたが，**離床を促し（❶）**，活動時間が増えるとともに覚醒状態は改善を認めました．
それに伴い会釈や握手に応じるなどの反応がみられました．訓練場面では，**主に残存
能力を利用して代替的なコミュニケーションを確立する方針（❶）**としました．具体
的には，**首の動きによる Yes/No での意思表示や指差し，イラストを用いた代替的
コミュニケーション（❷）**を検討しました．

退院までの経過と家族指導は

　覚醒度の改善はみられたものの，言語機能自体は入院時から著しい変化はみられま
せんでした．しかしながら，覚醒の改善に伴い非言語的な意志の発露や感情の表出が
みられるようになりました．また介助は欠かせないものの ADL 場面での動作，たと
えば移乗，歩行，更衣や整容に関する自発性もみられるようになりました．

　入院 60 日後でも**首の動きによる Yes/No 反応やイラストを用いた代替的なコミュ
ニケーション（❷）**の習得は困難でした．家族に言語機能の経過と代替訓練が思うよ
うに進んでいない状況を伝えたところ入院当初は機能改善にこだわる様子でしたが，
入院中に**お見舞いやリハビリテーション場面の見学（❸）**を繰り返すにつれて病状に
ついての理解が徐々に進んでいました．

　生活場面での様子を観察すると，トイレに行きたいときはトイレの方向を見つめた
り，トイレに向かおうとする様子がみられました．水を飲みたいときは「アー，アー」
と声を出します．また首の動きによる Yes/No 反応は定着しなかったものの，本人
が嫌がる場合は顔をしかめたり，リハビリテーションの疲れを癒すために家族がマッ
サージをすると嬉しそうな表情がみられ，好き嫌いは読み取れるようになりました．

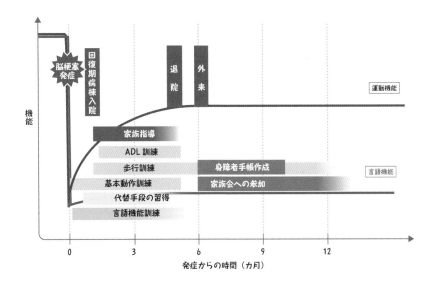

歌唱能力は残存しており，童謡を聴きながらフレーズの一部を口ずさむ場面もみられました．退院時のADLは概ね軽介助〜見守りで可能になりました．

　退院前に，言語機能に関して今後も著しい改善が期待しにくい状態であることを説明するとともに，**非言語的なコミュニケーションの状況について家族と共有（❸）**しました．家族からは，できるなら病前の状態に戻ってもらいたいとの希望は聞かれましたが，入院時にみられた不安と悲しみの様子はなく，凛と落ち着いた様子でした．

　入院中の思い出や，医療者が気づいていないような患者さんの仕草による意思表示について家族がお話しされる場面もみられ，終始和やかな雰囲気のうちに退院時面談は終わりました．

　退院日，担当スタッフに見守られご本人は涙を流しながら，手を振って家族と家路につかれました．退院後も，時々病院の近くを通ると奥様と病棟に顔を出して，馴染みのスタッフを見て懐かしむ様子や，笑顔で挨拶をして楽しそうに過ごしている様子がみられます．**退院後のデイケア（❹）**も積極的に通われているようです．

CASEの まとめ　本ケースのコミュニケーションサポート

☑ ❶ **訓練**
　残存するモダリティを利用した言語機能訓練

☑ ❷ **代替手段**
　コミュニケーションカード，ジェスチャーなど非言語的コミュニケーション

☑ ❸ **患者・家族指導**
　病態に基づく言語機能の説明
　非言語的なコミュニケーションのとり方

☑ ❹ **社会福祉制度**
　身体障害者手帳（音声・言語機能障害）
　失語症家族会などの案内
　介護保険サービス（通所リハビリテーション）

（森　直樹）

軽度失語症（復職を目標）

- 回復期リハビリテーションを経て，順調に ADL が自立したとしても，失語症患者の社会復帰には大きな壁が存在します．失語症は外見から障害の存在がわかりにくく，周囲の理解が得られにくいという特徴があり，家族以外とのコミュニケーションを避けようとして引きこもってしまう場合もあります．
- しかし，発症前に生計を支えていた患者さんの場合，復職の問題は避けて通れないことが多くあります．ケースごとの差異は大きく，「これをやれば復職できる」という確たる方法があるわけではないのですが，周囲の協力を得ながら患者さん本人が働きやすい環境を構築していくことが重要です．

Case

49 歳，男性，左被殻出血

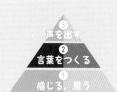

- 高血圧を指摘されていたが放置していた．
- 職場で発症．
- 出血は少量で保存的に加療．
- 右片麻痺軽度で歩行見守りレベル．
- 右利き．
- 右片麻痺（上肢）：箸は使えないがスプーンやフォークで自己摂取可能．
- 右片麻痺（下肢）：屋内歩行見守りレベル．
- 発症 3 週間後に回復期リハビリテーション病院に転院．

【言語所見（Broca 失語）】
- 表出：喚語困難のため「話す」・「書く」ともに単語レベル．
- 理解：表出に比べれば良好に保たれており，「聞く」・「読む」とも短文レベル．
- 計算：一桁の足し算，引き算であれば，かろうじて可能．

【社会的背景】
- ビル管理会社で事務として 15 年間働いていた．
- 業務内容はデスクワーク（書類作成など）が主だが，時折社用車を運転して管理物件を訪れることがあった．
- 通勤（片道 60 分ほど）は，最寄り駅まで徒歩で移動，乗り換え 1 回．
- 現在は有給休暇を消化しているが，2 カ月後に傷病手当期間に切り替わる予定．
- 妻（パート勤務），大学生の長女，高校生の長男と同居．
- 家のローンが残っている．

I 病態の捉え方

診察のポイントは

　言語機能評価はもちろん重要ですが，復職を目指すのであれば，片麻痺や高次脳機能障害についても正確に評価し，予後を予測する必要があります．高次脳機能障害に関しては，ウェクスラー成人知能検査の動作性 IQ，レーブン色彩マトリックス検査，ベントン視覚記銘検査，KOHS 立方体組み合わせテストなど，非言語的な検査を実施して評価します．一般的に，半側空間無視や失行が後遺した場合は，復職が困難となるケースが多くあります．

言語機能の評価法は

　SLTA や WAB 失語症検査日本語版などを用います．障害が軽度であれば，標準検査では評価しきれない失語症状を把握するために，SLTA-ST，Token Test 日本語版，失語症構文検査，CADL 日本語版などの掘り下げテストを実施します．

機能予後は

　失語症の回復・予後に関しては諸説ありますが，大まかには発症後 6 カ月間は急激な回復を示し，その後 1 〜 2 年目頃まではゆるやかに回復するのが一般的です．また，高齢者よりも若年者のほうが，全失語やウェルニッケ失語よりも健忘性失語，伝導性失語，Broca 失語のほうが，訓練効果が得られやすいとされています．

情報収集は

　勤め先の詳細（職務内容，会社の規模，障害者雇用の実績など），通勤手段（マイカー通勤であれば，公共交通機関で通う場合の経路も），復職の期限（有給休暇の残日数，傷病手当支給期間など），経済状況（住宅ローンの有無，共働きか否か），子供が自立しているか，両親など親族からの支援を期待できるのか，などは聴取しておきたい情報です．

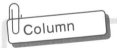

失語症患者の復職に関する統計

　2002 年の失語症全国実態調査報告によると，何らかの形で職場復帰を成し得た例は 8.0％でした．職業復帰の内訳は，現職復帰が 48.1％，配置転換が 36.8％，職場転換が 15.1％と報告されています．もちろん，運動麻痺，失語症，高次脳機能障害とも軽度の症例に限れば職場復帰の確率は上昇すると思われますが，それでも簡単な道程とは決して言えません．現職復帰が困難な場合には，配置転換や障害者雇用への変更などの選択肢を，会社側と粘り強く交渉しながら検討していく必要があります．

II　コミュニケーションサポートのポイント

　「病前と全く同じ量・内容の仕事をこなせるようになる」というのは，リハビリテーションにおいて最も難易度の高い目標の一つといえます．本人の機能を改善させるだけで目標達成が困難な場合には，復職の条件をゆるやかにすることが重要となってきます．

本人へのサポート

　復職にあたっては，失語の表出面の障害そのものは必ずしも阻害因子とはならず，むしろ言語理解の障害が重要であると報告されています．「音」であれ「文字」であれ，周囲からの指示を理解できなければ，仕事にならないことは想像に難くありません．とはいえ，**日常会話レベルの表出や業務特有の言葉に関する表出を訓練（❶）**しておくに越したことはありません．

　また，ほとんどのケースにおいて，通勤自立が最低限の条件として求められます．自動車運転が再開できるとは限らないため，屋外歩行自立（必要に応じて杖，装具などの歩行補助具使用）や，公共交通機関利用の自立を目標に訓練を実施します．

復職条件の緩和

　具体的には，後遺した**障害に応じた労務内容への配置転換，労働条件の変更（❷）**（時短勤務や，通勤ラッシュを避けるためのフレックスタイム制など），**通勤手段の変更（❷）**（マイカー通勤⇒公共交通機関での通勤）などです．また，失語や高次脳機能障害は運動麻痺と違い，発症から半年以上が経過しても機能改善が期待できるため，復職までの時間を稼ぐことが重要になるケースも多く，復職の期限は必ず確認しておきたいところです．**勤務先との交渉や社会資源の利用（❹）**に関しては家族の協力が当然必要となりますが，複雑な内容も多いため**医療者側から家族へのきめ細かい情報提供（❸）**も必要不可欠です．

Column

失語症患者にかかわる法律や福祉サービス

　身体障害者福祉法では，失語症は「音声機能，言語機能又はそしゃく機能の障害」として位置づけられ，障害程度により身体障害者手帳の対象となります（機能喪失の場合は3級，著しい障害の場合は4級）．身体障害者手帳をもつことによって，「障害者雇用促進法」で定められた障害者雇用の対象となります．また，回復期リハビリテーション病棟を退院後も訓練を継続したい場合には，**障害者雇用促進法**で定められた，地域の就労支援関係機関（ハローワーク，障害者職業センター，障害者就業・生活支援センター，障害者職業能力開発校など）を利用して職業リハビリテーションを実施することが可能です．元の勤務先への復帰が困難な場合には，上記福祉サービスを利用しての職場転換や，就労継続支援利用なども選択肢となります．

Ⅲ　コミュニケーションサポートの実際とその後の経過

　経済的な事情もあり，本人，家族ともに非常に強く復職への希望を訴えられました．ADL 自立，通勤自立が復職のための必要条件であり，それらが達成できるようであれば，復職に向けた具体的な準備を進めていく旨を説明し，評価・訓練を開始しました．

　発症 3 カ月後時点での所見は以下の通りです．

【言語機能】

- 表出：「話す」，「書く」ともに短文レベルまで改善したが，喚語困難が残存し，非流暢性の表出となる．スマートフォンやキーボードでの文書作成は困難.
- 理解：日常会話レベルであれば「読む」，「聞く」ともに大きな支障がないレベルまで改善．ニュースなど複雑な内容に関しては，聴覚的把持力低下のため「聞く」よりも「読む」ほうが理解良好.
- 計算：足し算，引き算は二桁，掛け算，割り算は一桁であれば可能となったがミスも多い.

【身体機能，他の高次脳機能】

- 右片麻痺（上肢）：箸操作，書字ともに可能.
- 右片麻痺（下肢）：屋外歩行自立，階段昇降自立.
- 高次脳機能障害：半側空間無視や失行なし．軽度の注意障害および遂行機能障害が残存．慣れた環境であれば安定したパフォーマンスを発揮することは可能だが，臨機応変な対応が求められる課題ではミスが増加する傾向あり.

　これらの経過をふまえ，通勤自立の目途は立ちましたが，病前と全く同じ業務（書類作成や社用車を運転しての外回り）での復職は将来的にも困難であり，配置転換など会社側の配慮が必要になることを説明しました．**会社の上司を交えて復職の方向性を検討するカンファレンスを開催（❸）**し，接客，営業，文書作成など言語性要素の強い職務実施は困難であり，動作性要素の強い職務への配置転換が望ましい旨を伝えたところ，後日会社側より**清掃部門への配置転換（❷）**が提案されました．そのため，残りの入院期間で，**公共交通機関利用訓練（理学療法士・作業療法士），清掃業務に必要となる応用動作訓練（理学療法士・作業療法士），業務で用いられる頻度の高い言葉に焦点を当てた言語機能訓練（言語聴覚士）（❶），文書マニュアルに従って課題を遂行する訓練（作業療法士・言語聴覚士）（❶），スマートフォン（スケジュールアプリ，乗り換えアプリ，LINE のスタンプなど）の利用訓練（作業療法士・言語聴覚士）（❷）**などを中心に実施しました．発症 6 カ月後に自宅退院となりました．退院後は**障害者職業センターで職業訓練（❹）**を継続し，発症 9 カ月目で復職を果たしました．復職当初 2 週間は**障害者職業センターからジョブコーチ（❹）**を派遣してもらい，**業務内容の文書マニュアル化（❷）**を行いました．発症 1 年後の外来フォローで現状を確認したところ，慣れない環境で当初はミスが多発したものの，日を重ねるごとに精度は向上し，自信をもって仕事を続けることができている，とのことでした．

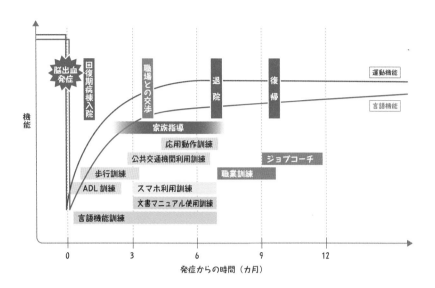

本ケースのコミュニケーションサポート

CASEの
まとめ

☑ ❶ 訓練
業務で用いる言葉に焦点を当てた言語機能訓練，文書マニュアルに従って課題を遂行する訓練

☑ ❷ 代替手段
配置転換，労働条件の変更，通勤手段の変更，スマートフォンの利用

☑ ❸ 患者・家族指導
勤務先との交渉や社会資源の利用に関しての指導，会社の上司を交えてのカンファレンス

☑ ❹ 社会福祉制度
障害者職業センターでの職業訓練，ジョブコーチ

（梶　兼太郎）

構音障害（コミュニティへの復帰）

- 脳卒中の構音障害は頻度が高く，通常診療でもよく遭遇します．
- 脳卒中では病巣によって構音障害の症状や合併症が大きく異なるため診察や画像所見から症状を整理することが重要です．
- 治療のゴールは患者さんのニーズや生活像に応じて設定する必要があります．

Case

65 歳，女性，小脳梗塞

- 病前 ADL 自立．教会でのコーラス活動が趣味で社交的な性格だった．
- 突然発症した嘔気嘔吐と歩行困難のため救急搬送され，右小脳梗塞と診断．
- 急性期病院で保存的加療の後，発症 3 週間後に回復期病棟へ転院．
- 診察所見：意識清明，認知機能 MMSE 29 点．
- 脳神経所見：異常なし，麻痺・感覚低下なし．
- 端座位保持は可能だが，立位バランスは不良で上肢の支えが必要．歩行は軽介助レベル．

（ピラミッド図：❸ 声を出す／❷ 言葉をつくる／❶ 感じる，思う）

【言語所見】

- 声量は保たれ，明らかな嗄声なし．
- パタカラの発音は可能だが，文章（「この畳の部屋は弟と友達とで建てた」など）では呂律が回らず発話明瞭度の低下がみられた．発話速度は低下し，長母音が不意に短くなるなどプロソディの異常もみられた (発話明瞭度 2/5，発話自然度 3/5).
- 口唇の引き・口すぼめはスムーズだが，舌左右運動は拙劣．
- 嚥下スクリーニング：反復唾液嚥下テスト 4 回 /30 秒，喉頭挙上 1.5 横指，改定水飲みテストで湿性嗄声なし，常食摂取中．

I　病態の捉え方

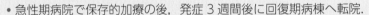

診療のポイントは

　脳卒中では病巣により症状が大きく異なるため，身体診察と画像所見をあわせて症状を整理します．構音障害の診察では，一つの音から文章まで，どのレベルでどのような異常が生じているかに着目して機序を明らかにしていきます．本ケースでは文章のタ行の音（歯茎音）の繰り返しで構音の歪みを認めました．舌運動の拙劣さとあわせ，舌の交互運動の協調性低下が背景にあると考えられました．発話明瞭度は軽度に低下していましたが，患者さん本人に自覚があり発話速度を下げることで代償してお

り，自然度は明らかに低下していました（病前はどちらかといえば早口だったそうです）．明瞭度を高める代償は自然度を犠牲にすることがあるため，これらを同時に評価し両者の改善を目指すべきと考えました．

評価法は

各施設で違いはありますが，発話特徴と発声発語器官を同時に評価できる検査が望ましいです．日本音声言語医学会の運動障害性構音障害の検査法や西尾の標準ディサースリア検査はスコアリングが可能であり介入前後の効果をみるのにも有用です．

機能予後は

脳卒中の構音障害は，通常は機能訓練により改善が見込まれます．一方で，意識障害，失語や高次脳機能障害を合併した場合，訓練の阻害因子となりえます．嚥下障害と構音障害は末梢器官を共有することから重症度が相関するといわれています．

II　コミュニケーションサポートのポイント

構音障害の重症度，合併症や機能予後からサポートの内容を決定します．本ケースでは梗塞部位が右小脳半球に限局しており（一般に小脳梗塞による構音障害の予後は良好と考えられている），他の合併症もなく，**構音訓練（❶）**により明瞭度と自然度の改善が期待できると考えました．

本ケースでは，患者さん本人がコーラス活動への復帰を希望し訓練に意欲的でした．同じ症状でも患者さんによっては症状を全く気にせず訓練を希望されないこともあれば，反対に大きな社会的不利となりうる（職業アナウンサーなど）こともあります．治療のゴールは患者さんのニーズや生活像を含めて考慮することが重要です．

障害が重度の場合，たとえ患者さんが症状を気にしなくても，家族など介護者がコミュニケーションをストレスに感じる場合もあります．情報伝達の効率性という点から，文字盤の使用など**代替手段の獲得（❷）**やシャドーイング，文脈の確認など聞き手側の工夫，静かで会話に集中できるような環境調整（❷）について**家族指導（❸）**が必要と判断されることもあります．

また，失語，高次脳機能障害や嚥下障害を合併した場合，回復期リハビリテーションという限られた期間のなかで優先順位をつけた対応が必要になります．そのようなケースでは，患者さんの希望に応じて，退院後に**介護保険サービス**を利用して通所・訪問リハビリ（❹）において構音訓練が行われることもあります．

III　コミュニケーションサポートの実際とその後の経過

入院後，言語聴覚士による**構音訓練（❶）**が施行されました．本ケースのような協調性運動障害の場合も**子音の強調（❶）**は有効であり，これを意識しながら訓練を進めました．単語はターゲットの音が語頭にあるか，語中や語尾にあるかで難易度が変わります（前もって子音の形を準備できるため語頭の子音はより簡単です）．正しい子音の形で発音できているかを時折鏡で舌の動きを確認しながら，しだいに"肩たたき"など舌の交互運動を必要とする単語や文章へと難易度を上げました．

　プロソディの訓練として，母音を伸ばす音と短く切る音（例：道路と泥）を使い分ける練習をしたり，**適切な位置に息継ぎをおきながら文章を音読する練習（❶）**をしたりしました．発話速度については，**机を叩きながらペーシング（❶）**を行い，ゆっくりとした速さから徐々にペースを上げました．

　座位での発声は安定していましたが，体幹バランス低下のため立位では上体を固めるような姿勢をとり，呼気・発声時間の短縮がみられました．安定した声量の確保のため，**ブローイング訓練，発声訓練や歌唱練習（❶）**を継続し，理学療法の効果もあって入院後半は立位が安定し，呼気・発声時間は徐々に延長して病前の活動への復帰も前向きにとらえることができるようになりました．

　退院直前の試験外出時に教会で友人とおしゃべりを楽しみ，讃美歌を1曲歌えたことで大きな自信につながった様子でした．退院時にゴールは達成したと考え，介護保険サービスの導入は行いませんでした．退院後も積極的に活動されています．

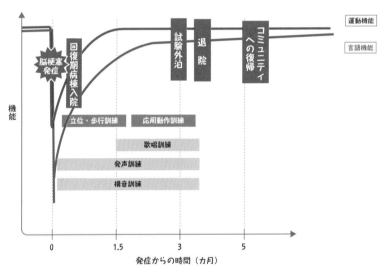

CASEの まとめ　**本ケースのコミュニケーションサポート**

☑ **❶ 訓練**
　呼吸・発声・構音訓練
　プロソディ訓練，ペーシング，ブローイング訓練
☐ **❷ 代替手段**
☐ **❸ 患者・家族指導**
☐ **❹ 社会福祉制度**

（土方奈奈子）

脳卒中のコミュニケーションサポート

❶ 症状・重症度はさまざま～本人の症状に応じて対応を変えましょう～

　脳卒中は，損傷部位や大きさにより，症状や重症度はさまざまです．そのため，画一的な方法ではなく，個々の症状や重症度に合わせた対応・サポートが必要となります．

・**意識障害・注意・体力の影響を確認しましょう**：特に，脳卒中発症から時間が経っていない場合（急性期）や，脳損傷範囲が大きい場合は，意識障害が残存していることが多いです．また，脳卒中罹患後は体力が全般的に低下していることも多く，疲労のため覚醒が低下したり，声量が小さくなるなど，コミュニケーションにおいて不利になることも少なくありません．食事・栄養をしっかりと摂取し，規則正しい生活を送り，「日中の覚醒・睡眠リズムを確立すること」，「十分な体力をつけておくこと」はコミュニケーションをスムーズに行ううえでの基本となります．その他，気が散りやすいなど，注意障害が疑われる際は，まずは１対１で，本人が落ち着いた環境・状況でコミュニケーションがとれるように配慮することが大切です．

・**言葉を理解する・表出する能力を確認しましょう**：いわゆる「失語」の影響がどの程度あるかを評価する必要があります．本人が「どんな手段（聞く・読む・話す・書く）」で「どの程度（単語レベル，短文レベル，それらの正確性）」理解・表出ができるかを把握します．重度の障害がある場合は，残されたコミュニケーション能力の把握だけでなく，非言語的コミュニケーション能力についても確認しましょう．その場に応じた対応ができるか？ ジェスチャー・指差しは上手か？ ジェスチャーや描画を交えると理解の助けになるか？ など，本人にとって有効なコミュニケーション方法をみつけましょう．

・**主症状が構音障害の場合は？**：「短い言葉で（単語や文節で区切って），大きな声で，ゆっくり話す」ように習慣づけを行います．失語の例と同様に筆談やジェスチャーを利用するなど，代替手段の検討も有用です．

❷ 脳卒中の特徴

　前項までのように，脳卒中はピラミッドの①～③のいずれも起こり得ますし，合併することもしばしばです．また，一般に発症初期は重い症状がありますが，徐々に改善していく経過が特徴です．しかし，必ずしも"完全に治る"わけではありません．一定の改善期間が終わると，ある程度の障害が残ったまま横ばいの経過を追うことも多いです．

　このように，脳卒中の患者さんに対し，どの時期に（改善していくのか，落ち着いて一定となっているのか），どんな目標をもって対応するか（改善を促すのか，能力を維持したいのか，とりあえず今できる手段を確保したいのか）を明確にすることが大事です．

❸ 本人の意欲を大切にする！

　脳卒中はある日突然発症します．そのため，思いもよらず受けた重い障害による心理的な動揺や不安は想像に難くありません．特に言葉の表出の障害が重度の場合，意思が伝えられずイライラしたり，コミュニケーション自体を避けることがあります．急かさず，遮らず，本人のペースに合わせて対応することがとても重要です．

❹ 生活や社会の中でコミュニケーションの幅をひろげていく！

　一定の改善期間が過ぎてもある程度の障害が残存した場合，社会生活をともに付き合っていくことになります．コミュニケーションを使えば使うほど，会話能力の維持または向上が期待できますが，自信がなかったり気兼ねして使わなくなってしまうとせっかく訓練で向上した力も低下してしまいます．このため，社会生活のなかでコミュニケーションをする場を確保し，その幅を広げていくことは患者さんの力を引き出すとてもよい方法です．失語症者同士の会話では，健常者との会話で見られがちな気兼ねが少ないため，性格にもよりますが，楽しみながら集団活動に参加する人も多いです．また，趣味や余暇活動をきっかけにして，楽しみながらコミュニケーションの幅を広げていくこともよいアプローチの一つです．

（山田祐歌，川上途行，和田彩子）

② 神経難病

筋萎縮性側索硬化症 (球麻痺型)

- 筋萎縮性側索硬化症 (以下 ALS) の球麻痺型の患者さんは構音障害, 嚥下障害といった球症状 (進行性球麻痺) が主体となります.
- 一般的に予後が不良といわれる ALS のなかでも, 球麻痺型は進行が最も早いため, その時期に見合ったサポートをタイムリーに提案する必要があります.
- 体の動きの症状 (筋力低下) に先行して発話が急速に困難になるため, 筆談などの代替手段を日常的に使用します. 嚥下や呼吸の影響から, 筋力が保たれていても耐久性が落ちていることがあります. このため代替手段の負荷に注意する必要があります.

Case

50 歳代, 女性, ALS 球麻痺型

- 確定診断から 2 カ月後, 食事がとりづらくなり, 微熱が続いたため, 入院となった. その際にリハビリテーション科の介入が開始された.
- 歩行は可能であるが疲れやすい印象. 上肢の筋力は MMT4 レベルに保たれており, 身の回りのことは自立している.
- 呼吸状態は安定している (喀痰は軽度あり).
- 夫と 2 人暮らし, 夫は日中仕事に出ている. 本人は仕事を退職し療養中.

【言語所見】

- 構音障害があり, 筆談との併用でコミュニケーションをとっている, 発話明瞭度 3.

I 病態の捉え方

何に着目して患者さんに接するか

　ALS は病型によって症状の出方や進行が異なるため, 注意が必要です. 球麻痺型の場合, 四肢の筋力低下は軽度であり, 歩行している状態でも構音はコミュニケーションが困難なレベルなことも珍しくありません. 動作を一見すると, 非常に軽症に見られることがあり, 構音に関しては丁寧な評価が必要です.

　また, 嚥下障害を合併しやすいため, その状態もチェックします. 食事に時間がかかったり, 誤嚥による低栄養状態や肺炎を合併している場合もあるので, 確認します.

言語機能の評価法は

他の疾患で使うような発話明瞭度などの一般的な指標に加えて，ALS に特化した評価スケールもあります．ALS 機能評価スケール（ALSFRS-R）には言語機能の項目があり，4 が正常，0 が言葉にならないの 5 段階で評価されます．また，Modified Norris Scale も障害像を詳しく見たいときに用いられます．

予後は

古典型とされる四肢筋力低下で始まる典型的な ALS 患者の生存期間が約 2.6 年であるのに対し，球麻痺型では 2.0 年と進行の早さが知られています．構音障害に関しても，急速に進行することがあります．

Ⅱ コミュニケーションサポートのポイント

サポートの判断をどう行ったか

構音障害が先行することから，診断初期より筆談などを用いていることが多く，またそれが必須であるため代替手段への心理的抵抗は感じにくいかと思われます．しかしコミュニケーション支援にあたっては，心身的負荷を十分に考慮しなければなりません．

サポート方法を選択するうえで，疾患の進行の早さと予後が不良であることを十分に考慮する必要があります．他の症例に比べて長期展望ではなく，いま確実に使える代替手段を提供・共有する必要があります．本人や家族がバーバルコミュニケーションの断絶を回避したい思いはありますが，そこに固執して心身への負担が増してしまうことは望ましくなく，本人・家族がこれでよいと思える意思疎通のあり方を支援するという姿勢が大切です．

Ⅲ コミュニケーションサポートの実際とその後の経過

入院の経過と選択したサポートは

ADL は，身の回りのことは自立していましたが，洗髪や結髪など手を上げて保持することが少し困難になってきていました．コミュニケーションは不明瞭ながらもゆっくり話すことで可能でした．長文や難しい語は**スマートフォンや筆談（❷）**で対話しています．

担当の作業療法士は医師からの指示を受け，今後の**コミュニケーション代替手段についての説明（❸）**を行いました．主に**文字盤**や，本人が使っていた**スマートフォンやタブレットにスイッチ操作があることを（❷）**説明し，このような**代替手段を使うことへの拒否的な反応や心理的なストレスがないか，反応を確かめながらゆっくりと説明を行いました（❸）**．もし**退院後にコミュニケーションに困ることがあれば，担当医師に相談してほしいと伝えました（❸）**．

退院前のリハビリテーションで，入院中にお会いできなった家族やケアマネージャーら地域支援者の方々へ向けて，**本人に伝えた代替手段，コミュニケーション支援の紹介と，困ったときには相談くださいと書いた資料（❸）**と，**指差し文字盤（❷）**

をお渡ししました.

　初回入院から1カ月後,短期入院となりました.本人は会話時以外も流涎があり,筆談は難しく,スマートフォンの出番が増えてきました.また言葉はなくても強弱を駆使した**笑顔や少し首を傾げる仕草（❷）**で,「本当？」,「どうしたの？」,「だいじょうぶ」と気持ちを伝えます.

　ケアマネージャーさんに会って退院後に訪問リハビリテーションを始めることを伺い,リハビリテーション科医師に報告してリハビリテーションサマリーを作成し,ケアマネージャーさんにはあらためて今後の情報共有と連携をお願いしました.

　胃瘻造設後,初回から3カ月目の入院となりました.全身筋力の耐久性低下を認め,家屋調査を実施しました.環境を確認し,自宅で使っていたタブレットの安楽な操作について検討します.端坐位は頸部体幹屈曲し上肢の可動性を発揮しにくく,後頸部の筋緊張と頸部支持性低下がありました.**背もたれとアームレストのある椅子で頸部体幹の伸展を助けつつ（❶）,タブレットが操作しやすい傾斜台の角度を調整（❶）**しました.ネックカラーを試しましたが,本人は机上作業などがしにくくなるからと,頭部まで支持できるソファでの休息をはさむことにしました.実際に自宅で安楽にタブレット操作ができているか,首下がりや呼吸苦の2次障害を及ぼさないかなどの懸案事項は訪問リハビリテーションスタッフへ伝達しました.

　初回入院から4カ月目に短期入院となりましたが,臥床時間が増えたので寝ながらでもタブレットが使えないかと相談があり,**スイッチ操作（❷）**を試しました.入院中,病棟でも使用したうえで本人が購入を希望.ご主人を交えて話し,**スイッチとスマートフォン・タブレット両方で使えるスイッチインターフェース（❷）**,そして同じスイッチで操作できる**呼び出し用のチャイムの導入（❷）**を決めました.また臥床時に看護師さんとのやりとりに使っていた**透明文字盤（❷）**の使い方を家族と地域支援者の方々へも伝えました.

　家屋調査の際に**ご主人と面談を行いました（❸）**.本人と一緒に,文字盤の使い方,ゆっくり読み取ることがわかりやすいことを伝えました.

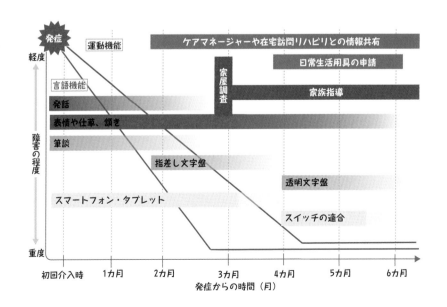

支援の連携

　病状が早く進行するなかで，本人のニーズに応じた代替手段を導入するには，地域スタッフの方々との連携が必須です．訪問リハビリテーションの方とは多職種カンファレンス等で会い，代替手段を実際に見ながら本人の生活に即したものを選択しました．報告書に加え，電話で自宅での様子を伺うことで，次の展開を見据えた動きを遅れることなくとることができました．機器導入のときには，**日常生活用具申請（❹）**に保健師さんとケアマネージャーさんが協力しました．

　最初の入院から 8 カ月後，ご主人がリハビリテーション室に訪ねてこられ，患者さんの訃報を伝えてくださいました．「せっかく作ってくれたものだから使ってほしい」とご主人から渡された文字盤は，いまもリハビリテーション室で誰かの言葉を伝えています．

CASEの まとめ

本ケースのコミュニケーションサポート

☑ **❶ 訓練**
　座位保持姿勢の調整，代替手段の利用訓練

☑ **❷ 代替手段**
　コミュニケーション機器（スマートフォン，筆談，文字盤，ジェスチャー，タブレット），スイッチの適合

☑ **❸ 患者・家族指導**
　代替手段の使用法説明，ケアマネージャーや地域スタッフへ情報共有と連携

☑ **❹ 社会福祉制度**
　身体障害者手帳，日常生活用具申請

（勝沢香織）

筋萎縮性側索硬化症（普通型）

- 筋萎縮性側索硬化症（ALS）は運動ニューロンが障害を受け，手足だけでなく口や喉，舌など全身の筋肉が徐々に萎縮していく一方，感覚や内臓機能は保たれるという特徴をもつ進行性疾患です．
- 球麻痺から発症するタイプに比べ，上肢から発症するものは一般的に進行が遅いとされますが，個人差も大きくあります．
- ALS のコミュニケーションサポートとして，口頭でのコミュニケーションが可能な段階では，言語聴覚士によるリハビリテーション・指導を実施し，機能維持・口頭の使用期間の延長を図っていきます．
- 言語聴覚士の介入と同時に，作業療法士により拡大代替コミュニケーションについて説明を行い，口頭でのコミュニケーションが困難になった際や患者さんが希望した際に，速やかに導入できるように準備しておきます．
- 療養期間は長期にわたるため，段階的にコミュニケーション手段を変えていく必要があります．
- 拡大代替コミュニケーションの選択は身体機能だけでなく，患者さんや家族の意向，生活環境などを考慮していく必要があります．
- コミュニケーション手段は，サイン，合図などノンバーバルな手段，文字盤などバーバルな手段，ICT の活用があります．身体機能の変化や本人の受け入れ状況に応じて，それぞれを組み合わせて使用できるようにスイッチの適合もサポートしていきます．

Case

60 歳代，女性，筋萎縮性側索硬化症
- 確定診断から 1 年後，ADL が緩やかに低下し，歩行も難しくなってきたため，検査と評価の目的で入院となった．その際にリハビリテーション科の介入が開始された．

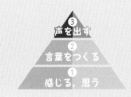

【初回介入時の状態像】
- 歩行には介助を要し，車椅子を併用している．
- ADL は介助が必要なことが増えてきており，食事は切ってもらえばゆっくり食べられる．
- 食事内容は水分でむせやすくなっているため，とろみをつけている．
- 呼吸機能は低下してきており，間欠的に非侵襲的陽圧換気療法を使用している．

【言語所見】
- 構音障害は一部聞き取りにくい言葉もあるが，繰り返すと理解できる．
- 発話明瞭度 2.

Ⅰ　病態の捉え方

何に着目して患者さんに接するか

　患者さんが現状のコミュニケーション手段を使用するにあたり，どのような困難な点があるのか，また，現状の手段を継続的に使用するには，どのような指導や援助が必要かを評価していきます．

　同時に現状の手段が困難になった際に使用可能なコミュニケーション手段はどのようなものかを先回りして複数考えておき，患者さんが選択・併用が可能なように提案していきます．

どのような評価を行うか

　上記を明らかにするには，構音障害の評価だけでなく，筋力や上肢機能，特に巧緻性（どのくらい細かい動きができるのか）もあわせて，包括的に評価していく必要があります．具体的には座位の耐久性，呼吸状態，手を上まで上げられるのか，スイッチを押せるのか，などです．

予後は

　発症から死亡までの平均期間は約3.5年といわれていますが，一方では進行が遅く，呼吸補助なしで10数年の経過をみる例もあり，症例ごとに細やかな対応が必要となります．

Ⅱ　コミュニケーションサポートのポイント

多職種でのサポート

　言語聴覚士は構音の評価や指導を行い，現状のコミュニケーションでの問題点をまとめ，作業療法士との情報共有を行いました．作業療法士は，ADL動作や上肢機能に関する介入で患者さんとのかかわりを始めることが多いですが，患者さん本人や医師，言語聴覚士からの情報を得て，代替手段の必要性が出てきた場合は，コミュニケーションに関しても本人と一緒に検討を始めます．

コミュニケーション方法の選択支援

　丁寧に選択肢の情報，メリットを提案しながらも，本人の意思を最大限尊重することが長い経過を乗り越えていくために重要です．タイミングに応じて，**コミュニケーション機器，入力装置を検討・導入（❷）し，家族や介護者へセッティング方法を伝達していきます（❸）**．

Ⅲ　コミュニケーションサポートの実際とその後の経過

言語聴覚士の指導内容は

　半年ごと2週間程度の入院時に発声発語機能の評価を行い，徐々に低下していく口腔器官の運動や呼気持続時間にあわせ，**構音点の意識化，発話速度・フレーズの長さの指導，使用頻度の高い単語の構音訓練（❶）**を実施しました．口頭のみでは繰り返さないと伝わらない場面も増加し，家族，本人ともにストレスを覚えることがあると

の情報があったため，作業療法士に連絡しました．

　また，**作業療法士より音声使用が可能なうちにマイボイスの使用を提案❷**され，本人が同意したため，言語聴覚士の指導のもとで音声を録音しました．選択肢として自分の声の使用を提示しましたが，自発話ではない音声の使用に高いニーズはなかったため，実用には至りませんでした．

作業療法士の指導内容は

　作業療法士介入開始当初は，せっかちな性格と構音障害から，病棟での介助内容の依頼などのコミュニケーションでストレスを感じている様子でした．繰り返し発話することや**書字（❷）**でのやりとりは可能でしたが，やりとりに時間がかかってしまうことがストレスの原因となっていました．このため，進行の速さを念頭に，**よくやってもらう介助を書き出して，指差しでメッセージボードを使用すること（❷）**を提案しました．**本人，家族にも内容を考えてもらい，修正，加筆しながら使用してもらいました（❸）**．同時に**文字盤を紹介し，使用感を確認しました（❷）**．**携帯電話を文字入力（❷）**することができたため，その他の細かい頼み事などの意思疎通をする場合は，外出中の家族への連絡手段に使用していきました．**意思伝達装置（❷）**は，デモンストレーションと情報提供のみ行いました．

　発症後2年半が経過し，発話でのやりとりや携帯電話での入力も困難になりました．コミュニケーションボードの使用は，家族と内容修正しながら行えていましたが，携帯電話に代わる日常的な文字盤の使用と，**ナースコールなどスイッチ操作（❷）**の必要性が出てきました．指さしは使用不可でしたが，**透明文字盤を練習（❷）**し，家族の来院にあわせ，**家族指導（❸）**も行いました．**ナースコールは，右手でスペックスイッチ（❷）**を掌に巻き付け固定することで，大腿部に押しつけて入力可能でしたが，右上肢全体の過剰努力がみられました．**右足の母趾でビッグスイッチ（❷）**も入力し使用できました．本人と相談し，**上肢の疲労感や母趾での入力のしやすさからビッグスイッチを選択（❷）**しました．内反尖足予防目的で足台を作製し，**家族へ足関節のストレッチも指導しました（❸）**．メールでの家族とのやりとりやTV視聴のニードが出てきたため，**意思伝達装置の申請（❹）**を行いました．

　退院前に**在宅支援者と退院前カンファレンス（❸）**を行い，**ベッド上でのポジショニング姿勢（❶）**，**意思伝達装置の位置など環境調整（❷）**について**情報提供（❸）**しました．

　発症後3年半が経過すると，文字盤，メッセージボードの使用は問題なく使えていましたが，母趾でのスイッチ入力が困難になり，拘縮も徐々に進行し，母趾の動きが小さくなっていました．入力スイッチを**ポイントタッチへ変更し（❷）**，**母趾で触れる程度の動きで入力できるようセッティングを変更（❷）**しました．

　本人が視線入力に興味関心があり，デモンストレーションでの使用も良好だったため，**視線入力装置も導入❷**しました．

　発症後4年半が経過する頃には，呼吸機能の悪化に伴い，自宅での療養生活が難しくなり，日中も非侵襲的陽圧換気療法による人工呼吸管理を使用しました．その後，母趾でのポイントタッチでの入力は難しくなり，**右頬で触れる位置へ変更して使用（❷）**しています．透明文字盤，コミュニケーションボードは，現在も使用されてい

ます．セッティングの介助は必要ですが，テレビ鑑賞なども行えています．

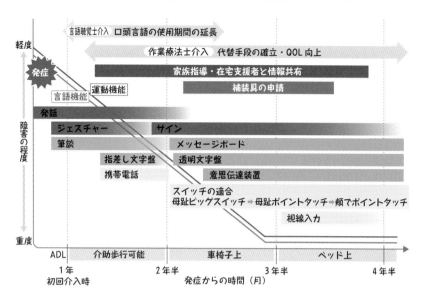

CASEの まとめ

本ケースのコミュニケーションサポート

☑ **❶ 訓練**

言語聴覚士：構音訓練，コミュニケーションの質的評価

作業療法士：身体機能評価，ポジショニング調整，精神的サポート，代替手段の利用訓練

☑ **❷ 代替手段**

コミュニケーション機器（筆談，メッセージボード，文字盤，携帯電話，意思伝達装置），スイッチの適合（スペック，ビッグ，ポイントタッチ，視線入力）

☑ **❸ 患者・家族指導**

代替手段の使用方法，情報提供

☑ **❹ 社会福祉制度**

身体障害者手帳　意思伝達装置の申請

（千葉康弘，吉川智仁）

デュシャンヌ型筋ジストロフィー

- デュシャンヌ型筋ジストロフィー（Duchenne muscular dystrophy：DMD）は筋の壊死と再生を繰り返すことにより，徐々に筋力の低下を招く進行性の筋疾患です．近年，人工呼吸器の普及により平均寿命は延長している一方で，QOLなど学校卒業後の生活も課題となっています．
- コミュニケーションにおいては発話可能な例は多いですが，構音障害や気管切開例もあり，スイッチを利用したIT活用での対応が必要となります．
- 一方でスイッチ使用に対して留意することとして，DMDでは使用頻度の高い筋から低下していくため，代償動作を獲得していきます．
- その代償動作によるアンバランスな使用が増加すると，変形や拘縮を助長しやすくなります．そのため医療者としては代償動作を分析し，変形を見越した対応が重要となります．

Case

20歳代，男性，DMD

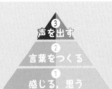

- 機能障害度分類：Stage Ⅷ.
- 上肢機能障害度分類：Stage11.
- Brookスケール（上肢）：6.
- 2年前より重度訪問介護制度を利用しての独居
（ヘルパーは24時間対応）.
- 合併症：呼吸不全，心不全あり.
- 非侵襲的陽圧換気療法（鼻マスク）:24時間装着.
- ADL：食事は介助で可．その他ADL全介助（終日ベッド臥床状態で外出時は座位保持装置付き車椅子に乗車）.

【言語所見】
- 発話明瞭度は2．呼吸器を装着しているため，数秒ごとにとぎれやすい.

Ⅰ　病態の捉え方

何に着目して患者さんと接するか

・DMDの場合，呼吸器はNPPVの使用が多く，ほとんどの患者が発声によるコミュニケーションが可能です．しかし，社会的なつながりは学校卒業後に限られることが多いため，**広義の意味でのコミュニケーションスキル**を要します．

機器操作に必要な知識と評価のポイント

・機器操作にはスイッチの適合が重要です．DMDの場合，近位筋から優位に筋萎縮が進行していきます．反対に機能が保たれやすい筋としては母指対立筋や短母指屈筋

が挙げられます．これらの筋は，母指が他指から離れる動き，つまり側副つまみ動きが残存しやすいといわれています（図1）．ただ，手関節，前腕の拘縮の違いや進行程度によって選択するスイッチは異なるため，経過をみながら患者さんが無理なく操作できるスイッチの適合が重要となります（表1）．

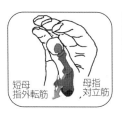

〈母指の残存機能〉
・母指対立筋・短母指外転筋
・短母指屈筋
→母指が他指から離れる
〈他指の残存機能〉
・虫様筋→中手指関節の屈曲

図1　DMDにおける手指残存筋

表1　活動の操作特性評価例

ナースコール		パソコン操作
質的な要素を求められる	全体	量的な要素を求められる
原則24時間 （常時利用されることを考慮 したスイッチ選択）	作業時間 （量・頻度）	パソコン活動時間のみ
確実に一度押せること	反応性 （リズム）	標的に合わせてスイッチを 押し分ける必要があること
必要ない	目と手の協調	画面と操作の協調が求められる
生命に危機が及ぶことがある	誤操作時の被害	修正が可能
すべての姿勢において 操作できることが必要	作業姿勢	特定姿勢での作業も可能

事前に把握しておくこと

・DMDの場合，IT機器の利用は可能ですが，社会参加を考慮すると仕事として活用可能なスキルの習得は必要となります．

・テレワークなど昨今需要が高まるなかで，求められる仕事の内容に見合った操作スキルがあるかを評価しておく必要があります．

II　コミュニケーションサポートのポイント

現状の生活とITサポートに関して

・使用しているIT機器としてはまず，**環境制御装置 (ECS)（❷）** を使用し，**一つのスイッチでパソコンやテレビ操作，家電の操作（❷）** を実施しています．パソコンのカーソル操作は**ワンキーマウス（❷）** を使用し，**文字入力はスクリーンキーボード（❷）** を活用しています．**スイッチはスペックスイッチ（❷）** を右手で操作していました．普段，パソコンではゲームや動画編集ソフトを用いての動画編集，簡単な文章作成などは実施していました．スイッチの入力が最近しにくくなってきていた**スイッチ再適合（❷）** を行いました．また，テレワークに必要なスキルを習得するため**在宅での**

IT 技術者養成講座（❹）などの紹介も実施しました.

III　実際の経過とサポート内容

・学校卒業後から社会とかかわる期間が短くなり，自宅でもパソコンでの趣味的活動を実施する程度でした．SNS などでの友人とのつながりはあるものの，外出の機会も限られており，実施場面での他者とのかかわりは医療・福祉スタッフに限られてきていました.

・当院に短期検査入院をする機会があり，他の患者さんとのかかわりのなかでテレワークの存在を知り，興味をもちはじめました．そこでテレワークに関する情報伝達および操作性が低下してきていた**スイッチの再適合（❷）**を実施し，**介助者に対してセッティング方法の伝達（❸）**行いました．姿勢変換によって一部セッティングが異なるため，**紙面にポイントをまとめて掲示（❸）**し，共通理解が図れるようにしています.

・**テレワーク（❹）**に向けて，**IT 技術者在宅養成講座（東京都重度身体障害者在宅パソコン事業)(❹)**の受講を開始しました．この講習では 2 年間の講習でビジネススキルはもちろん，ビジネスマナーや社会性にも考慮した講習が受けることができます.

・スイッチの再適合では，患者さんの変形が前腕回内，手関節掌屈，中手指関節屈曲，指節間関節伸展のパターンであり，優位な動作が母指対立筋でした．スペックスイッチでは幅が広くスイッチに対してうまく圧をかけることができなかったため，**ピルケース型のスイッチへ変更（❷）**しました．手指の疲労感も軽減し，操作スピードも向上しています.

・本人は新たな社会参加への可能性に向けて，精力的に取り組んでいます.

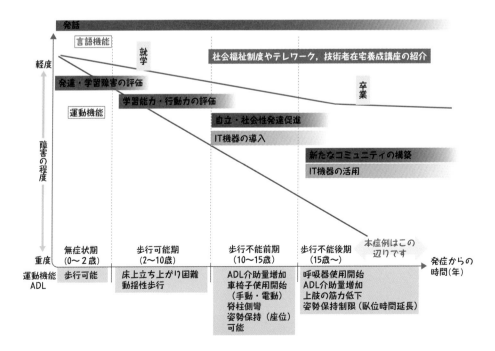

本ケースのコミュニケーションサポート

☑ ❶ **訓練**
　身体機能と評価

☑ ❷ **代替手段**
　IT 機器（ECS, ワンキーマウス, スクリーンキーボード）, スイッチ適合（スペック, ケース）

☑ ❸ **患者・家族指導**
　スイッチのセッティング方法

☑ ❹ **社会福祉制度**
　テレワーク, IT 技術者在宅養成講座

（太樂幸貴）

パーキンソン病（認知症を伴う場合）

- パーキンソン病は，中脳黒質から線条体に投射するドパミン神経細胞の変性・脱落を主体とする進行性の神経変性疾患です．運動症状としては，静止時振戦，筋強剛，無動，姿勢反射障害のパーキンソニズムがみられます．非運動症状として自律神経症状，感覚障害，睡眠障害，認知症を含む精神症状が現れることもあります．高齢で重度な患者さんで発症は高くなります．
- 加齢，認知機能の低下により，ハイテクノロジーな拡大代替コミュニケーションを使うことが難しくなります．患者さんのもつ残存機能をいかし，また家族の使いやすさを考えた選択が必要となります．
- コミュニケーション支援の目的は本人や家族などの QOL にあり，言葉を正確に読み取ることではありません．生活を見据えた支援が必要となり，本人と家族や支援者の思いをマッチングさせるためにどのような手段が適切かを考えることが大切です．

Case

60 歳代，女性，パーキンソン病（Yahr5），認知症合併

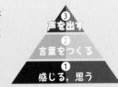

- 起居動作の介助量は多い．移動は屋内・屋外ともに車椅子を使用している．
- 日中は車椅子に乗って過ごしている．
- ADL は全介助．
- 食事は胃瘻．調子がよいときはヨーグルトを口から食べている．

【言語所見】
- 小声で聞き取りにくい．発話が少ない．
- いつもニコニコしている．
- 簡単な指示は理解できる．
- 発話明瞭度 2

I 病態の捉え方

何に着目して患者さんに接するか

パーキンソン病患者は進行とともに声量が小さくなり，発話明瞭度の低下，嗄声によって言葉が聞き取りにくくなります．また，嚥下障害を伴う場合にも，唾液をうまく飲み込めず，口腔内にたまりやすく，聞き取りにくさが生じます．聞き取る側は余裕をもち，ゆっくり時間をかけてコミュニケーションを図ることが大切です．

言語以外のパーキンソン病特有の症状は

パーキンソン病患者は，表情変化が乏しく（仮面様顔貌），無動により身振りも減ります．そのため，声量の小ささに加えて，コミュニケーションにおける手がかりが

減ってしまいます．受け手側はご本人の伝えたいことを汲み取る配慮が必要です．

認知症を伴うパーキンソン病の特徴は

認知症を伴うパーキンソン病患者の場合，認知機能の低下以外にも，うつ状態，アパシー，妄想，幻覚などの症状が現れます．コミュニケーションをとることに時間がかかり，否定的な発言をしたり，支援者側の一方的なかかわりが強くなることがあります．相手の言葉を受け入れて，安心させることが必要です．

Ⅱ　コミュニケーションサポートのポイント

家族指導は

病気の進行に伴い，生活上での介助量が増え，コミュニケーションをとることも難しくなってきました．家族としては本人の訴えを汲み取りたいと思う一方で，一方的なかかわりが強くなると感じながら，生活に追われた介護を行っていました．規則正しい生活を送り，そのうえで**家族をはじめとした支援者にどのようなコミュニケーションをとっていったらよいか，かかわり方のアドバイス（❸）**を行いました．

どのような残存機能があり，どのような代替手段がとれるか

認知機能の低下により，複雑なことやハイテクノロジーの AAC は導入できません．快・不快や Yes・No の表出，選択など，**求めることを簡単にする工夫や，メッセージボードの利用や筆談，ジェスチャー（❷）**を検討しました．

かかわり方は

日常生活はルーチンが多いため，長く一緒に過ごしている家族同士のコミュニケーションは，他人と比べて比較的理解しやすいものです．生活リズムを一定にすることで，その日の体調や気分，その時の訴えなど，本人の反応が読み取りやすくなります．言葉を読み取ることに主眼を置かず，本人と家族や支援者の思いをマッチングさせることが重要です．

Ⅲ　コミュニケーションサポートの実際とその後の経過

コミュニケーション手段は

病気の進行に伴い，生活上での介助量が増え，コミュニケーションも受身的で難しくなっていきました．**本人の残存機能をいかし，また家族の使いやすさを考慮し，メッセージボードや筆談を用いたコミュニケーション（❷）**を検討しました．時間はかかりますが，簡単なことであれば，こちらの意図を理解できていることがわかりました．また，本人からの表出は，**Yes・No を声と同時に首振りやうなずきなどのジェスチャー（❷）**を促し，繰り返せば表出することができました．

退院までの経過と家族指導は

家での生活と同じように，日中は車椅子に座って過ごしてもらい，1日のスケジュールもできるだけ規則正しい生活を送ってもらいました．日によって波もありましたが，毎日同じような生活を送ることができました．座っていることで，家族がいなくても，徐々に他の患者さんや職員から声をかけてもらうことも多くなりました．

　また，**メッセージボードやメモ用紙を本人の手の届くところに置いておく（❷）**ことで，他者が自然と用いるようになりました．作業療法では，コミュニケーション方法の検討以外に，本人がリラックスして生活が送れるよう，ジェスチャーとして用いる**上肢や頭頸部のリラクセーション，ストレッチ（❶）**を行い，身体機能のケアを同時に行いました．身体のケアは非常に受け入れがよく，穏やかに過ごされ，意思疎通に多少の時間はかかりますが，やりとりができました．

　家族へは，**メッセージボードやメモ（❷）**を使ってさまざまな人とやりとりが可能であることをお伝えしました❸．規則正しい生活を送ること，本人にとってゆとりのある対応がコミュニケーションのポイントであり，家族や地域全体があたたかな目で支援していくことが必要である**かかわり方について指導（❸）**していきました．また，**社会福祉の活用の見直しをし，デイサービスなど地域とのかかわり（❹）**を増やしていきました．

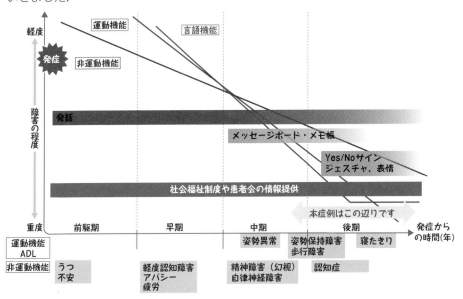

本ケースのコミュニケーションサポート

CASEの
まとめ

☑ **❶ 訓練**
　　リラクセーション，ストレッチ

☑ **❷ 代替手段**
　　メッセージボード，筆談，ジェスチャー

☑ **❸ 患者・家族指導**
　　かかわり方，生活指導

☑ **❹ 社会福祉制度**
　　介護保険，特定疾患

（三橋里子）

脊髄小脳変性症

- 脊髄小脳変性症とは，小脳や脊髄の神経細胞が障害され，歩行障害や手の震え，ろれつが回らないといった症状が出現する神経の病気です．脊髄小脳変性症の構音障害は，不明瞭で聞き取りにくさが目立ちます．運動失調が主であり，理解は比較的良好です．口頭でのコミュニケーションが可能な場合は，1語1語で区切りながら聞く，表情を読み取るなど相手の言うことを丁寧に聞き取ることが大切です．ジェスチャーを交えることも有効です．

- 構音障害が進行すると，口頭でのコミュニケーションが難しくなり，AACの検討が必要になってきます．口頭と併用しながら，方法や機器の検討をしていきます．

- さらに症状が進行すると，コミュニケーションをとるのに時間がかかるようになります．支援者は，患者さんが頻繁に訴えること，大切にしていることなどを把握しておき，早期から患者さんとの信頼関係を築いておくことが大切です．

Case

50歳代，男性，脊髄小脳変性症

- セルフケアは自立
- 屋内は伝い歩き，屋外では簡易型電動車椅子．通勤は簡易型電動車椅子で移動している．

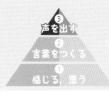

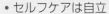 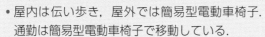

【言語所見】

- 指示理解は良好だが，言語が不明瞭でリズムの不整があり聞き取りにくい．
- 発話明瞭度3．
- 本人と家族間ではコミュニケーションはとれている．
- 仕事をしているが同僚や部下との口頭でのコミュニケーションがとりづらくなってきている．口頭でコミュニケーションは避けてメールでのやりとりが増えている．

I 病態の捉え方

何に着目して患者さんに接するか

　脊髄小脳変性症の構音障害は，前後の音節が連続的につながる（slurred speech），個々の音節が途切れ途切れになる（断綴性言語：scanning speech），発音が唐突に大きくなる（爆発性言語：explosive speech）といった特徴が挙げられ，言葉は不明瞭で聞き取りづらくなります．この場合，患者さんにははっきりとした口調でゆっくり話してもらい，支援者や家族は，1語1語で区切りながら聞く，ジェスチャーを交えるなど患者さんがあせらずゆっくりと話ができるような配慮と受け取る側の心構えが大切になります．

どのように代替手段を検討するか

　コミュニケーション方法を検討するには，構音以外に身体機能の評価も必要です．四肢の失調症状の程度により，導入する道具や機器は異なり，同じ道具や機器を用いても使い方の工夫が必要です．また，体幹失調や筋緊張も考慮して機器の導入にはシーティングもあわせて検討することが大切です．どのような姿勢で，身体のどの部分を使うか，道具や機器との適合評価が必要になります．

II　コミュニケーションサポートのポイント

サポートの判断をどう行うか

　現在困っていることはもとより，症状の進行もふまえて，今後，どのようなコミュニケーション手段が必要になってくるか，コミュニケーション機器を導入するうえでどのような社会福祉制度を利用するとよいか，**情報提供（❸）**を行います．また，**患者さん同士で情報交換が行えるように，患者会の紹介（❸，❹）**をします．

代替手段の種類と特徴は

　脊髄小脳変性症で用いる AAC として，**ノンテクノロジー，ローテクノロジー，ハイテクノロジー（❷）**の３つが挙げられます．聞き取りにくいが口頭でのコミュニケーションが可能な時には，**うなずきや首振り，ジェスチャー，Yes/No のサイン（❷）**を用いるノンテクノロジーなコミュニケーション手段を併用します．同時に，言語聴覚士と**ゆっくり話す，リズムや抑揚を整える練習（❶）**を実施していきました．口頭でのコミュニケーションが難しくなってくると，**文字盤やメッセージボードの利用と指差し（❷）**といったローテクノロジーな代替手段について検討します．上肢の失調があり筆談は困難であるため，文字盤は**フィンガーボード（❷）**を選択しました．症状の進行により，口頭でのコミュニケーションが困難になると**スマートフォンやタブレット，コンピュータ（❷）**などを使ったハイテクノロジーなコミュニケーションの導入を検討していきました．同時に，本人の症状に合わせて，**周辺機器の工夫（❷）**も行ってきました．

家族以外の慣れない人とのコミュニケーションは

　比較的，家族とのコミュニケーションは成立していました．それは，信頼関係がとれているため，本人が大切にしていることや訴えていることが理解できるからです．職場や医療関係者とのコミュニケーションは家族ほど円滑にはいきません．さまざまな場面において本人の表現欲求を満たすために，さまざまな方法を検討しました．**タブレットやコンピュータなどを工夫（❷）**して，場面によってコミュニケーション方法を使い分けていきました．

III　コミュニケーションサポートの実際とその後の経過

選択した代替手段は

　本人と家族間でのコミュニケーションはとれていましたが，職場をはじめとした家族以外とのコミュニケーションが難しくなってきていました．本人は，表現欲求が強

く言語でコミュニケーションをとってきますが，言葉が聞き取りづらいため，医療者側は何度も聞き返していました．**本人の表情や仕草を注意深く読み取り，うなずきや首振り，選択肢での質問（❷）**を用いることを意識してコミュニケーションを図るようにしました．また，相手に決まったメッセージを早く伝えたいときのために，**本人のニーズに合ったメッセージボード（❷）**を作成し，病棟でも利用していきました．

　患者さん本人の困っていることとして，職場でのコミュニケーションが円滑にいかないことを挙げていました．仕事ではスピードも要求されるため，電話ではなく，**タブレットやコンピュータを使ったメール（❷）**でのやりとり，**トーキングエイド（❷）**を用いたコミュニケーション方法を検討していきました．上肢の運動失調も伴うため，キーボードの誤操作もあり，**キーガードの使用（❷）やコンピュータのアクセシビリティを活用（❷）**していきました．現在，口頭と代替手段を併用しながら仕事が継続できています．

(今後のコミュニケーション手段は)

　今後，症状の進行により，さらなるコミュニケーションの方法を検討していかなくてはなりません．タブレットやコンピュータをはじめとした支援機器の操作は，姿勢時振戦や企図振戦によりキーボード操作も難しくなるため，スイッチに切り替えて文字入力やマウス操作を行う方法，症状に合わせた**入力デバイス（スイッチ）の選択と使用方法，パソコンでの反応時間の設定の仕方（❷）**など指導していきました．

　また，コンピュータを頻繁に使用されるため，トーキングエイド® 以外の**指伝話®のアプリケーションの活用（❷）**，**オペレートナビ® やハーティーラダー™などのソフト（❷）**，今後使用できそうな**周辺機器（❷）**などの情報を提供❸していきました．

　上肢での操作が困難となった場合，**視線入力によるコンピュータ操作（❷）**も可能であることを伝えました．その際には，あらためて眼球運動の評価と練習，そして**制度もあわせた適応評価が必要になることを指導（❸）**しました．

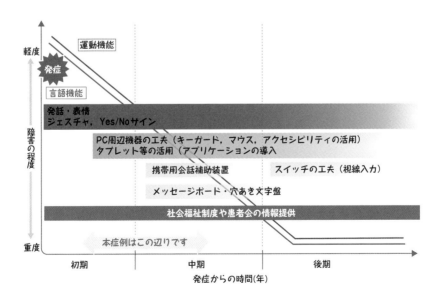

家族指導は

　今後，仕事を含めた生活のサポートが必要になったときに相談できる場所として，最寄りの**難病支援センター（❹）を紹介（❸）**しました．早速，難病支援センターに行き，**患者会やイベントの情報（❹）**をもらいました．交流会やイベントに参加して悩みを相談したり，生活での工夫を共有できたようです．制度の話や本人にとって新しい情報もあり有意義な時間を過ごせ，また体験談を共有したことは生活の励みになったようです．

CASEの まとめ　本ケースのコミュニケーションサポート

☑ **❶ 訓練**
シーティング
言語訓練

☑ **❷ 代替手段**
表情，ジェスチャー
コミュニケーション機器（メッセージボード，スマートフォン，タブレット，コンピュータ）
アプリケーション，ソフト
スイッチ適合（スイッチ，コンピュータアクセシビリティの活用と視線入力）

☑ **❸ 患者・家族指導**
今後の情報提供

☑ **❹ 社会福祉制度**
身体障害者手帳，難病支援センター，患者会

（三橋里子）

神経難病のコミュニケーションサポート

❶ 病状が進行していくことを常に念頭におく

神経難病の特殊性は悪化し続けることと，進行の速さが疾患によりさまざまであるという点です．短期間で口頭手段が使えなくなることへの喪失感や，不安などの心理面への配慮は欠かせません．将来の不安を解消できるような介入が望ましいです．

❷ 目的を明確に

刻々と変わりゆく患者さんの生活は，まさに人生が急速に変わりゆく様を見ることになります．その時のニーズをタイムリーに抽出し，誰と，どこで，どうやって，意思疎通を図るのか．目的をできる限り明確にして，使える手段のなかからよりベターな選択肢を迅速に提示し対応することが重要です．時すでに遅しとなる前に介入を更新し続けていくことが必要となります．

❸ 情報発信は先手を打つ

症状進行のスピードに追いつかず障害の受容が難しいケースは多くあります．先を見越した情報提供は必要ですが，「今はまだそんな話聞きたくない」と拒まれることもしばしばです．不必要に遠い将来の重度障害について聴き入らせる必要はありませんが，少し先の対応策に関する情報提供は有用です．何より，意思疎通支援用具を導入するなどコミュニケーション環境を整える際は障害者福祉サービスを利用するためにかかる時間（申請から設置まで）を考慮することも必要です．いざ患者さんからのニーズが出て，用具が手元に届くときにはその用具の適応時期を逸してしまうことになるのは避けたいものです．

❹ 本人の理解度と家族の理解度

発声する本人より，聞き取る相手のほうが本人の障害の具合を察知しやすいことが多くあります．本人にとっては問題ないと思っていても，相手にとっては困っているということもあります．本人を前にしては言い出しにくいこともあり，コミュニケーションをとるうえで必要な登場人物それぞれについて障害の理解度やニーズを汲み取り対応する必要があります．場合によっては，本人よりも家族のニーズを優先する場合もあります．変わりゆく状況に本人と家族に寄り添う姿勢を継続すべきです．

❺ 身体機能障害を伴う

神経難病では言語障害だけでなく，身体機能や呼吸循環機能を含む内部障害も多く合併します．人工呼吸器などの医療機器を常に使うこともあるし，体が動かなくて他人に寝返りを介助してもらうこともあります．コミュニケーションをとる環境はどこなのか，どんな姿勢なのか，安楽にコミュニケーションがとれるのかという課題は常に考慮する必要があり，同時に身体障害への介入も必要なことが多いです．特にスイッチを用いる手段をとる場合，スイッチの適合について熟慮が必要です．

❻ 継続的な地域での医療連携

一度設定したコミュニケーションの方法がずっと継続できるわけではありません．また相談窓口となる主治医とは細かい相談を頻回にできることも少ないものです．地域においてその対応できる環境体制には差がありますが，各地域の難病支援センターでの相談や地域でのリハビリテーション介入により専門職へ連携できる関係作りが熟されていると，刻々と変化する症状に対し次の対策へスムーズな支援が途切れることはないでしょう．

(和田彩子)

③ がん

舌がん（舌亜全摘出術後の構音障害）

- 舌がんの治療は手術，放射線治療，化学療法がありますが，特に手術で舌を半分以上の範囲を切除すると構音障害や嚥下障害を生じやすくなります．
- 手術前にあらかじめ構音や嚥下の状態を評価しておくと，術後のリハビリテーションの参考になります．
- 術後はまず嚥下障害へのアプローチを重点的に行い，経口摂取を誤嚥なく行えるよう，訓練や環境設定などアプローチを行います．経口摂取がある程度落ち着いたところで，構音訓練へ重点をおいていきます．外来で構音訓練を継続する場合もあります．
- 構音障害に対するアプローチで即効性があるのは，「発話速度を遅くする」ことです．患者さん本人はもちろん，聞き手側もゆっくり話すように促し，時間をかけて聞く姿勢をもつことが重要です．

Case

57 歳，男性，左舌がん

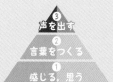

- 左舌がんに対し，可動部舌亜全摘（舌亜全摘）＋左頸部郭清＋遊離腹直筋皮弁移植＋気管切開が予定されている．
- 手術 2 日前に入院となりリハビリテーション科に術前リハビリテーションの依頼が主科よりあり，リハビリテーション医の診察後，言語聴覚療法の処方が出た．
- 診察所見：口腔内は左舌縁に白苔を伴う潰瘍があり，会話や食事時に痛みを感じている．水分や柔らかい食事を摂取しているが，むせはない．口唇や頬，開口には大きな問題はない．構音はやや不明瞭だが，発話明瞭度 1 レベルと実用的．

I　病態の捉え方

何に着目して患者さんに接するか

　術前は腫瘍部分もしくはその周囲に痛みを伴っている場合があるので，口腔器官の運動や嚥下機能を評価する際は配慮が必要です．舌の腫瘍部分や痛みにより運動制限があり，軽度の構音障害を生じていることもあります．逆にほとんど無症状という場合もあります．

術前に把握しておくべきポイントは

　構音，嚥下の状態について簡単な検査を行っておきます．これらの検査結果が，術後のリハビリテーションのゴール設定の参考になります．また，日常生活で話す機会が多いか，仕事で話す機会が多いかなど構音に関する本人のニーズを把握しておきます．会話のやりとりのなかで，本人の会話速度やイントネーションなど発話習慣についても把握しておくと，術後の訓練がスムーズです．

術後のリハビリテーションについて

　術前に，オリエンテーションとして術後のどの時期にどのような訓練や評価を行うのかを簡単に説明し，術後のリハビリテーションへのイメージをもっていただきます．術後の状態に不安を感じている場合に心理的サポートの意味合いもあります．

Ⅱ　コミュニケーションサポートのポイント

サポートの判断をどう行ったか

　術後，構音障害，嚥下障害が予想されることから，術前評価，術後訓練のオリエンテーション目的に主科（耳鼻咽喉科，口腔外科）からリハビリテーション科へ依頼がきました．リハビリテーション科医師が診察し，術前評価，術後の構音訓練などの**オリエンテーションのおおまかな内容を説明（❸）**しました．患者さんは会社勤務，デスクワーク中心のため，会話の機会はさほど多くないものの，内線電話のやりとり，時折会議への出席が必要な業務内容であるとの情報をもらい，術後の構音訓練の進め方について説明が必要であると判断しました．

代替手段の活用は

　続いて言語聴覚士が構音検査，口腔器官の運動の評価を行いました．その後，術後に行われる構音訓練の内容や，訓練の大体の期間などについて説明し，**PAP の紹介（❷）**も行いました．

Ⅲ　コミュニケーションサポートの実際とその後の経過

術後の経過と選択したサポートは

　予定通り，舌亜全摘＋左頸部郭清＋遊離腹直筋皮弁再建＋気管切開術を施行されました．術後，主治医からリハビリテーション開始の指示があり，リハビリテーション科医の診察で構音障害，嚥下障害の診断がなされ，言語聴覚療法の処方となりました．術後経過は良好であったので，**まず排痰，唾液処理の方法（ゆっくり飲み込む，すすり飲みをするなど）を導入（❶）**しました．この時点では発話明瞭度は 3 でした．

---

❶訓練，❷代替手段，❸家族指導，❹社会福祉制度

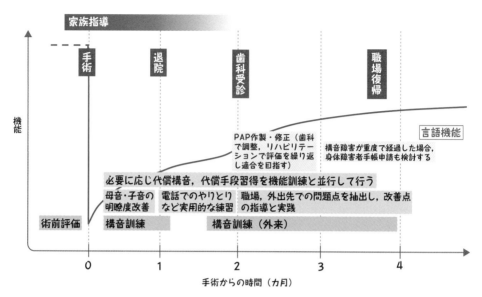

退院までの経過と家族指導は

　術後10日目前後になり，より積極的な訓練を進める段階になりました．まずは，**口腔器官の運動，舌の運動訓練を中心に実施（❶）**，構音は母音から子音の確認を行ったのち，障害された音のなかでも比較的軽度の障害の音から**構音点の改善を目的とした構音訓練を実施（❶）**しました．**唾液処理（❶）**は構音訓練の重要なポイントになるため，継続的に指導しました．

　発話明瞭度は3から2の間に改善がみられましたが，家族との電話のやりとりには苦労する状態でした．ご本人には**会話速度を遅くする（❶）**ことで唾液処理の時間を作り，**一つずつの音をよりはっきり伝えるように意識するように指導（❸）**しました．ご家族へは，術前よりも本人の発話速度が必然的に遅くなってしまうため，**ゆっくり聞く姿勢をもっていただくよう指導（❸）**しました．また，構音が聞き取りづらいときは，本人へしっかり伝えていただくこともリハビリテーションになるので，**聞き流してしまわないようにとも指導（❸）**をしました．

　術後4週目に自宅退院となりました．その後は週1回外来で**構音訓練（❶）**を継続することになりました．**代償構音訓練（❶）**も導入，唾液処理もより効率よくなり，構音の質的改善はみられてきました．職場復帰を念頭に，さらなる構音の改善のため**PAPを作製（❷）**するため歯科を受診し**PAPを装着して（❷）構音訓練を行う（❶）**ことになりました．PAP装着下で構音検査を行い，一部の構音が改善していることが確認できました．唾液処理もさらに行いやすくなりました．

　装着時の違和感とさらに構音を改善するためにPAPの微調整が数回行われ，完成に至りました．PAP装着下で訓練を進めて1カ月半，家族との電話でのやりとりは概ね良好となり，職場への電話連絡も**会話速度を調整（❶）**すれば可能な状態になりました．その後職場復帰をされ，会話の機会が増えたこともあり，さらに構音改善を認め，発話明瞭度は2．ご本人も生活上，構音についての不便さを感じることがなくなったため，外来訓練を終了としました．

CASEの
まとめ

本ケースのコミュニケーションサポート

☑ **❶ 訓練**

構音訓練，代償構音獲得訓練，速度調整

☑ **❷ 代替手段**

PAP 作製・装着

☑ **❸ 患者・家族指導**

術前オリエンテーション

発話速度の調整を促す / ゆっくり話せるよう聞く姿勢をもつ / 聞き流さない

☑ **❹ 社会福祉制度**

身体障害者手帳（重度構音障害の場合）

（安藤牧子）

喉頭がん（喉頭全摘出術による音声喪失）

- 喉頭がんなどで喉頭全摘出術を行うと，必ず音声喪失をきたすこととなります．会話をするための手段を突然失うことは，患者さんやご家族にとって大きな不安を伴います．

- しかし，多くの場合は予定手術であり，術前からきちんと専門医療機関にてリハビリテーション科の受診・言語聴覚士の指導を受けて，不安を軽減しておくことが重要です．

- 専門医療機関では，術後に起こりうる障害についての理解を深め，術後どのようにコミュニケーション手段を確立していくのか具体的にイメージしていただけるよう，術前から指導を開始します．

Case

72歳，男性，喉頭がん
- 喉頭がんに対し喉頭全摘出術，永久気管孔造設術を予定している．
- 手術2日前に入院となった．
- 診察所見：歩行は安定．診察や治療への理解は良好．
- 肩挙上，手指分離運動は両側ともスムーズに可能．
- 頸部の皮膚状態や頸部の可動域に明らかな制限なし．

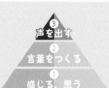
③声を出す
②言葉をつくる
①感じる，思う

【言語所見】
- 気息性嗄声あり，持続発声5秒．
- 口すぼめ，開口，挺舌は良好．
- 構音障害はなし．

I　病態の捉え方

何に着目して患者さんに接するか

　喉頭全摘出術の場合，反回神経麻痺などによりすでに嗄声をきたしていることはありますが，コミュニケーションは発声により可能であることがほとんどです．

術前に把握しておくべきポイントは

　術後の音声喪失について知っていただくこと，その代替法である主に3つの発声法（電気式人工喉頭の使用，食道発声，シャント発声）の概要と習得法などについて，あらかじめ理解を深めていただくことにあります．また，発話にかかわる習慣（声の大きさ，話す速さ，構音の明瞭さなど）や，職場復帰を含む社会的状況を確認しておくことで，術後の訓練時に細かな配慮が行えるようにしておきます．

代用音声の種類ごとの特徴は

　電気式人工喉頭では通常，頸部に機器を押し当てるため，少なくとも片側の上肢機能が保たれていることが必要です．食道発声の習得には外来リハビリテーションなどでの長期的なトレーニングを要することが多く，習得が困難であることも多いです．また，ヴォイスプロステーシスを用いたシャント発声のためには通常，原病の手術とは別にあらためて手術（気管食道シャント術）を要することが多いです．

Ⅱ　コミュニケーションサポートのポイント

サポートの判断をどう行ったか

　術後の音声喪失を見据え，術前からのリハビリテーション指導について，頭頸部外科からリハビリテーション科に依頼がなされました．手術前日，ご家族も同席のもと，リハビリテーション科医師より**代用音声訓練（❶）**の流れについて説明を行いました．

代替手段の活用は

　続いて言語聴覚士より，実際に**電気式人工喉頭（❷）**を使って発声の指導，**永久気管孔の管理（❸）**について物品を示してオリエンテーションを行いました．本人，ご家族とも，術後の不安が少し軽減したようでした．

Ⅲ　コミュニケーションサポートの実際とその後の経過

術後の経過と選択したサポートは

　予定通り喉頭全摘出術，永久気管孔造設術を施行されました．術後経過は良好であり，初めは首の動きによる Yes/No での意思表示や指差し（❷），ホワイトボードで**筆談によるコミュニケーション（❷）**を再開しました．

退院までの経過と家族指導は

　術後 4 日目に再度リハビリテーション科医師が診察し頸部の腫脹が継続していたため，まずは頬部に**電気式人工喉頭を押し当てる方法（❷）**を指導して**代用音声訓練（❶）**を開始しました．

　習得は良好であり，1 週間ほどで単語から短文レベルの会話が可能となりました．**人工鼻の紹介や自宅での日々の管理法（❸）**についても習得し，自宅で使用できるよう物品の手配も行いました．術後 3 週間で自宅退院となりました．

　ご家族や友人との簡単なコミュニケーションに大きく困ることはないものの，機械的な音には抵抗がありました．そのため本人の希望で，**食道発声（❷）**の習得のため**外来リハビリテーション（❶）**を行うこととなりました．**患者会（❹）**にも参加し練習を継続しましたが，文レベルでの実践的な内容の習得は難しい様子でした．**電気式人工喉頭（❷）**については**身体障害者手帳申請（❹）**を行い，費用面でのサポートを得ました．

　その後，患者会で出会った友人からの勧めもあり，気管食道シャント術を希望されました．主治医と相談のうえ，手術は可能との判断となり，喉頭全摘出術から約 1 年後，気管食道シャント術を施行されました．術後経過は良好であり，術後 1 週間

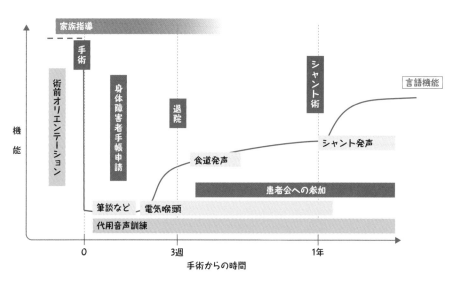

ほどで**シャント発声(❷)**によるコミュニケーションが可能となりました．入院中のリハビリテーションでは，**発声訓練（❶）**と**ヴォイスプロステーシスの衛生管理（❸）**について言語聴覚士の指導を受けました．

ご本人からは，電気式人工喉頭と比較し声質の改善，食道発声と比較して習得のしやすさや，音量・発声持続時間の改善などの面から満足が得られ，日々の衛生管理にも努めることができています．最近では，人の多い場所での会話にも少しずつ慣れてきました．また，人工鼻の使用により痰はやわらかい状態が保て，永久気管孔からの痰の心配も少なく，外出の機会も増えてきています．

CASEのまとめ　本ケースのコミュニケーションサポート

- ☑ **❶ 訓練**
  代用音声訓練
- ☑ **❷ 代替手段**
  Yes / No，筆談
  電気式人工喉頭，食道発声，シャント発声
- ☑ **❸ 患者・家族指導**
  術前オリエンテーション，永久気管孔の自己管理，ヴォイスプロステーシスの衛生管理
- ☑ **❹ 社会福祉制度**
  身体障害者手帳，患者会

（岡　阿沙子，田沼　明）

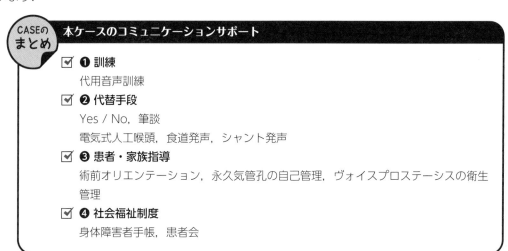

転移性脳腫瘍

- 転移性脳腫瘍による機能障害には, 片麻痺, 高次脳機能障害によるコミュニケーション障害, 嚥下障害などがあります. これらは脳血管障害のリハビリテーションで対応していく障害と大きく異なるものではありませんが, がん特有の注意点があります.
- リハビリテーションは治療（化学療法や放射線治療など）と並行して行われることが多く, 骨髄抑制や日々の体調の変化に注意が必要です.
- 基本的に進行性の病気のため, リハビリテーションを行っても, いずれ腫瘍の増大により機能低下が起こることがよくあります. 生命的・機能的な予後をふまえ, 患者さんや家族の意向にそった適切なゴール設定が必要です.
- 原発巣や他部位への転移による機能障害があれば, そのリハビリテーションも並行して行います.

Case

65歳, 女性, 肺がん脳転移

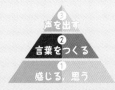

- 左肺がん（腺がん）に対し1年半前に左肺葉切除術, リンパ節郭清術を施行された. 術後化学療法を経て, 1年前からは外来にて経過観察中であった.
- 夫はすでに亡くなり現在は独居であるが, 近所に住む長女家族との同居を検討していた.
- 最近になって, しゃべりにくさと右上肢の動かしにくさ, 右下肢の脱力が徐々に出現・増悪していた.
- 外来受診時, 頭部MRI検査を施行したところ, 左前頭葉をはじめ, 計5カ所に脳腫瘍を認めた. 転移性脳腫瘍の診断となり, 精査・治療目的に緊急入院となった.
- ステロイドと濃グリセリン・果糖点滴による抗浮腫治療と並行して, 放射線治療（全脳照射）を行うこととなった. 入院中の身体機能面のリハビリテーションとともに, 言語面でのリハビリテーションにつき依頼があった.

【言語所見】
- 非流暢性失語, 喚語困難も多く, いらだつ様子が見受けられた.
- 日常会話レベルの聴理解はおおむね可能.
- 書字は, 名前や単語レベルで, 書字による意思表示は不十分.

I　病態の捉え方

何に着目して患者さんに接するか

　基本的には脳血管障害による失語症を含む高次脳機能障害についての評価・リハビリテーションと同様に行いますが，原病の進行状況や他臓器への転移の有無，予測される予後などにも着目して見ていくことが重要です．

把握しておくべきポイントは

　診察では言語面での評価に加え，身体機能面の評価もあわせて行いました．また，診察前にカルテや看護記録を確認し，病状と生命予後，転帰先，本人やご家族の受け止めなどについての情報収集も行いました．原発巣は増大しリンパ節腫大を認め，予後は半年程度と推測されました．

II　コミュニケーションサポートのポイント

サポートの判断をどう行ったか

　抗浮腫治療と放射線治療により，失語症と不全右片麻痺はある程度の改善が見込まれましたが，機能障害は残存すると考えられました．身体機能面のリハビリテーションに加え，本人が医療者やご家族とのコミュニケーション手段を早期に獲得できるよう，**言語聴覚療法（❶）**も開始しました．

III　コミュニケーションサポートの実際とその後の経過

その後の経過と選択したサポートは

　放射線治療として全脳照射（30Gy/10 回 /2 週）を行いました．脳浮腫症状による頭痛，嘔気に加えて，放射線治療開始当初の副作用（宿酔）による倦怠感，食思不振，嘔気も見られました．抗浮腫治療と吐き気止めを使用して体調にあわせてリハビリテーションを継続し，症状は徐々に軽快しました．放射線皮膚炎による頭部の発赤や掻痒感が見られましたが，ステロイド外用で軽減しました．また，放射線治療による脱毛が見られましたが，可逆性であり数か月後には改善することを主治医から説明されました．

　失語症に対する一般的な**言語訓練（❶）**に加え，コミュニケーションの取り方として，**短い簡単な言葉で話しかける（❷）**，**Yes/No で答えられるように質問を工夫する（❷）**，**指差しできるように伝えたいことをカードにして提示する（❷）**といった方法を，**家族や病棟に早期に提案（❸）**しました．日常生活場面での本人の不安は少し軽減したようで，いらだつ場面も減少しました．

退院までの経過と家族指導は

　病状と予後について主治医が本人，家族にお話し，早期の自宅退院を希望されました．このため，病状が落ち着いた段階で早急に，長女宅へ自宅退院の方針となりまし

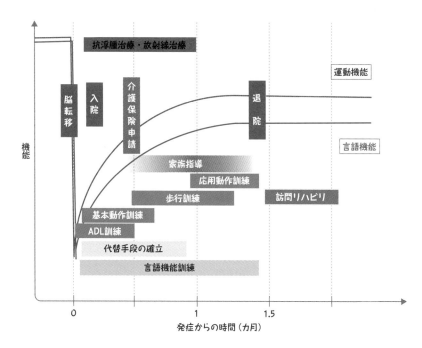

た．入院後，**介護保険をすぐに申請（❹）**しました．また，**言語面での家族指導（❸）**として，**簡潔な話しかけ，Yes/No 形式での質問や指差しを併用する（❷）**といった点について，担当の言語聴覚士から伝えました．

　抗浮腫治療，放射線治療により右片麻痺は改善傾向となり，室内はつたい歩きレベルとなりました．言語面では，発話・読解は短文レベルなら可能となりました．入院1カ月後，要介護 3 の認定がおりたため，長女宅への手すりの設置を行い，**訪問リハビリテーション（身体機能面，言語面）の導入（❹）**を予定しました．外出訓練で自宅内での動作が問題ないことを確認のうえ，入院から約 1 か月半後に自宅退院となりました．

　今後も，外来に通院して原病のフォローの予定です．家族指導の成果もあり，コミュニケーション面でのご家族の協力が十分得られており，本人はご家族や知人との交流に積極的な様子です．

CASEの まとめ

本ケースのコミュニケーションサポート

☑ **❶ 訓練**
　言語機能訓練（治療の有害事象に注意しながら）

☑ **❷ 代替手段**
　簡潔な話しかけ，Yes/No，指差しの併用

☑ **❸ 患者・家族指導**
　会話の工夫を指導

☑ **❹ 社会福祉制度**
　介護保険申請，訪問リハビリテーションの導入

（岡　阿沙子，田沼　明）

がんのコミュニケーションサポート

❶ がん特有の注意点をおさえましょう

　がん患者さんのコミュニケーションサポートを考えるうえでは，脳血管障害のリハビリテーションとは異なる，がん特有の注意点に目を向けることが大切です．たとえば，がん患者さんのコミュニケーション改善のためのリハビリテーションは，手術や化学療法，放射線治療などと並行して行われることが多いです．このため，術後の疼痛や日々の体調の変化，骨髄抑制などに注意が必要です．また，原病の病状や治療合併症に伴う患者さんの日々の変化について，医療者間で必要な情報を共有・連携し，きめ細やかな対応をとるよう配慮が必要です．

❷ 舌がん・喉頭がん術後の留意点

　舌がん術後では，舌の切除範囲によりコミュニケーション障害の程度は大きく異なります．切除範囲が広い場合，嚥下・構音面について月 - 年単位での地道なリハビリテーションが必要になることもあります．また，喉頭がんなどで喉頭を全摘出された場合，コミュニケーション手段の再確立のためには，代替手段（代用音声）をいかに獲得するかが重要です．それぞれの方法のメリット，デメリットをよく理解していただき，外来リハビリテーションや患者会などを通じてサポートを継続します．また，永久気管孔の自己管理は衛生管理上，極めて重要であり，導入時とその後の外来において細やかなフォローが望ましいです．

❸ 失語症をきたしたがん患者さんへの対応

　転移性脳腫瘍などによる失語症をきたした進行期のがん患者さんでは，ちょっとした工夫（短い簡単な言葉で話しかける，Yes/No で答えられる形式で質問する，指差しを用いるなど）をすることでコミュニケーションが円滑になることがよくあります．言語聴覚士などが中心となり，本人だけでなくご家族や日々のケアにかかわる医療者を巻き込んで，本人がストレスを感じにくいコミュニケーション手段を早期に確立することが必要です．

　がんは基本的に進行性の病気のため，リハビリテーションを行っても，いずれ腫瘍の増大などにより機能低下が起こることがよくあります．その際に大切なことは，生命的・機能的な予後をふまえ，患者さんや家族の意向にそった適切なゴールを設定していくことです．このため，患者さんにかかわる医療者は，病状の適切な理解とともに，患者さんやご家族の心情にも配慮した対応が必要です．

（岡　阿沙子）

5章　参考文献

● 脳卒中

1) 日本高次脳機能障害学会（旧日本失語症学会）（編），日本高次脳機能障害学会（旧日本失語症　学会）Brain Function Test 委員会（著）：標準失語症検査マニュアル．新興医学出版，1997.

2) WAB 失語症検査（日本語版）作製委員会（代表：杉下守弘）：WAB 失語症検査—日本語版．医学書院，1986.

3) 竹内愛子・他：重度失語症検査．協同医学出版，1997.

4) 綿森淑子・他：実用コミュニケーション能力検査—CADL 検査．医歯薬出版，1990.

5) Kohs, SC：コース立方体組み合わせテスト使用手引．三京房，1959.

6) 杉下守弘・他：日本版レーヴン色彩マトリックス検査手引．日本文化科学社，1993.

7) 椿原彰夫，才藤栄一・他：現代リハビリテーション医学，4 版，金原出版，2017.

8) 渡邉　修，宮野佐年・他：失語症者の復職について．リハビリテーション医学，37: 517-522, 2000.

9) 朝倉哲彦・他：失語症全国実態調査．失語症研究，22: 241-256, 2002.

10) Angeleri F, Angeleri VA, etc: The influence of depression, social activity, and family stress on functional outcome after stroke. Stroke, 24: 1478-1483, 1993.

11) Wang, Brandon J, Carter, Felicia L.; Altman, Kenneth W. Relationship between dysarthria and oral-oropharyngeal dysphagia: The current evidence. Ear, Nose & Throat, 97.3: E1-E9, 2018.

12) 伊藤元信・他：運動障害性（麻痺性）構音障害 Dysarthria の検査法—第 1 次案．音声言語医学，21: 194-211, 1980.

13) 西尾正輝：標準ディサースリア検査，インテルナ出版，2004.

14) Urban, P. P. Speech motor deficits in cerebellar infarctions. Brain and language, 127. 323-326, 2013.

15) 橋本圭司監修：高次脳機能障害のリハビリがわかる本，講談社，2012.

● 神経

16) 宮永敬一，田中勇次郎（編）：作業療法士が行う IT 活用支援．医歯薬出版，2011，p102.

17) 麻所奈緒子，大塚友吉・他：Duchenne 型筋ジストロフィーの上肢機能障害度分類の信頼性と本分類に基づくスイッチの選択．医療，64: 453, 2010.

18) 社会福祉法人 東京コロニー 職能開発室：Searching for a New Potential 新しい可能性を求めて．

19) 厚生労働省精神・神経疾患研究委託費：筋ジストロフィー患者のケアシステムに関する総合的研究 PT・OT 共同研究連絡会．筋ジス患者の使いやすいスイッチ・コントローラーの工夫，2005.

20) 株式会社ワイズスタッフ（編）．在宅勤務で実力発揮！障がい者の在宅雇用導入ガイドブック，2016.

21) 厚生労働省精神・神経疾患研究開発費 筋ジストロフィーの集学的治療と均てん化に関する研究，神野 進（主研究者）．筋ジストロフィーのリハビリテーションマニュアル，2011.

22) 武田伸一（監），独立行政法人 国立精神・神経医療研究センター研究グループ．デュシェンヌ型筋ジストロフィーのお子さんを持つ家族のためのガイド：2011.

23) 川井　充：筋ジストロフィー患者の機能評価測定尺度集

24) Poewe, W. et al: Parkinson disease. Nat Rev Dis Primers, http://www.pmdrinsho.jp/PMDscale.pdf 23: 1701, 2017.

25) 厚生労働省：「平成 27 年 1 月 1 日施行の指定難病」（告示番号 1 ～ 110）」概要，診断基準等，（http://www.mhlw.go.jp/stf/seisakunituite/bunya/0000062437.ntml）

26) 小森哲夫監修：神経難病領域のリハビリテーション介入実践アプローチ，MEDICAL VIEW, 2015.

27) 日向野和夫著：重度障害者用意思伝達装置操作スイッチ適合マニュアル，三輪書店，2016.

● がん

28) 大西洋・他：がん・放射線療法 2017, 改訂第 7 版　秀潤社，2017, pp1182-1187.

29) 日本がんリハビリテーション研究会（編）：がんのリハビリテーションベストプラクティス，第 2 版；金原出版，2020.

脳卒中・神経難病・がん患者の
「言葉をつくる・声を出す」を助ける！
コミュニケーションサポートブック　　　　ISBN978-4-263-26628-1

2021年 2月1日　第1版第1刷発行

編　者　川　上　途　行
　　　　和　田　彩　子
　　　　岡　　阿　沙　子
発行者　白　石　泰　夫
発行所　**医歯薬出版株式会社**

〒113-8612　東京都文京区本駒込1-7-10
TEL. （03）5395-7628（編集）・7616（販売）
FAX. （03）5395-7609（編集）・8563（販売）
https://www.ishiyaku.co.jp/
郵便振替番号 00190-5-13816

乱丁, 落丁の際はお取り替えいたします　　　　　　　　　　印刷／製本・第一印刷所